实用推拿技术实践

宿录贞 著

汕头大学出版社

图书在版编目（CIP）数据

实用推拿技术实践 / 宿录贞著 . -- 汕头 ： 汕头大学出版社，2022.7
ISBN 978-7-5658-4733-2

Ⅰ . ①实… Ⅱ . ①宿… Ⅲ . ①推拿 Ⅳ . ① R244.1

中国版本图书馆 CIP 数据核字 (2022) 第 134546 号

实用推拿技术实践
SHIYONG TUINA JISHU SHIJIAN

作　　者：宿录贞
责任编辑：闵国妹
责任技编：黄东生
封面设计：中图时代
出版发行：汕头大学出版社
　　　　　广东省汕头市大学路 243 号汕头大学校园内　邮政编码：515063
电　　话：0754-82904613
印　　刷：廊坊市海涛印刷有限公司
开　　本：710mm×1000mm　1/16
印　　张：9
字　　数：150 千字
版　　次：2022 年 7 月第 1 版
印　　次：2023 年 4 月第 1 次印刷
定　　价：158.00 元
ISBN 978-7-5658-4733-2

前　言

推拿是一种治疗范围较广泛的物理疗法，属于中医的外治疗法之一，它不仅对骨伤科、内科、外科、妇科、儿科和五官科等科的许多疾病有较好的治疗效果，而且具有预防保健、强身健体、延年益寿的作用，深受人们的喜爱。同时，它还避免了服药之不便、针刺之痛苦，无毒副作用，疗效显著，对有些病手到病除，故更为人们所接受。在临床上为了杜绝意外事故的发生，严格地掌握推拿的治疗范围、禁忌、注意事项、体位和介质等仍是十分重要的。

为进一步传承、发扬中医推拿技术，作者根据目前社会上对推拿按摩治疗的需求，结合多年来临床医疗经验编著了本书。全书内容涉及推拿的基本概念、推拿常见意外的原因分析和预防措施、推拿的作用原理、合理规范推拿的必备条件、颈肩腰腿部疾患运动拉筋手法、内科疾病等内容。

在编写中，作者本着以实用性为主，科学性、知识性和实用性相结合的原则，尽量做到理论上通俗易懂、技能操作上简便易行，以供医疗、保健按摩教学机构和推拿按摩爱好者使用。

由于作者水平所限，书中难免存在缺点和不足，恳请同行专家及广大读者予以批评指正，以便再版修改补充。

作　者

2022 年 2 月

目　录

第一章　推拿概述

第一节　推拿的分类

一、根据应用目的分类

根据推拿应用目的可将推拿分为医疗推拿、保健推拿、运动推拿、康复推拿四类。以治疗疾病为主要目的的推拿叫医疗推拿；以保健养生为主要目的的推拿叫保健推拿；帮助运动员克服紧张情绪、消除疲劳、调整竞技状态的推拿叫运动推拿；促进疾病康复的推拿叫康复推拿。

二、根据治疗对象分类

根据推拿治疗对象的不同可将推拿分为小儿推拿和成人推拿两大类。小儿推拿主要适用于 6 岁以下的小儿，有其特定手法和特定穴位，自成体系；除小儿推拿以外的各种推拿均属成人推拿。

三、根据推拿者主客体特征分类

根据推拿者主客体特征可将推拿分为推拿和自我推拿两类。推拿是术者为受术者进行推拿，以起到医疗和保健的作用；自我推拿是患者自己为自己按摩，以达到辅助治疗或强身保健的作用。

四、根据治疗病种分类

根据治疗病种的不同分为：整骨推拿、小儿推拿、眼科推拿、急救推拿等。整骨推拿又称伤科推拿，通过推拿手法和患者功能锻炼来防治骨伤科疾病；小儿推拿以特定的小儿推拿方法治疗小儿疾病；眼科推拿以推拿方法治疗眼科疾病；急救推拿以推拿手法治疗急性病症。

五、根据推拿手法特点分类

根据推拿手法的不同可将其分为一指禅推拿、内功推拿、点穴推拿等。一指禅推拿是一种主要以一指禅推法治疗疾病的推拿方法；内功推拿是一种以擦法为主要治疗手法，并要求患者配合习练少林内功以防治疾病的推拿疗法；点穴推拿又称"指针疗法""指压推拿"，是一种以手指点、按、压、掐人体经络穴位来防治疾病的推拿疗法。

第二节　推拿的适应证

推拿的适应证涉及骨伤科、神经科、内科、外科、妇科、儿科、五官科疾病，同时亦用于保健、美容、减肥等。

一、骨伤科疾病

骨伤科疾病包括各种筋伤、扭挫伤、脱位等病症，如颈椎病、落枕、前斜角肌综合征、胸腰椎后关节紊乱、胸胁屏伤、胸肋软骨炎、腰椎间盘突出症、急性腰扭伤、慢性腰肌劳损、轻度腰椎滑脱症、第三腰椎横突综合征、退行性脊柱炎、类风湿关节炎、骶髂关节紊乱症、臀中肌损伤、梨状肌综合征、尾骨挫伤、下颌关节脱位、肩关节脱位、肘关节脱位、桡尺远端关节分离症、髋关节脱位、骨折后遗症、肩关节扭挫伤、肘关节扭挫伤、腕关节扭挫伤、半月板损伤、脂肪垫劳损、侧副韧带损伤、踝关节扭伤、跟腱损伤、肩周炎、肱二头肌长头腱鞘炎、肩峰下滑囊炎、肱骨外上髁炎、肱骨内上髁炎、桡骨茎突部狭窄性腱鞘炎、腕管综合征、指部腱鞘炎等。

二、内科疾病

内科疾病包括感冒、头痛、肺气肿、哮喘、胃脘痛、胃下垂、胆绞痛、呃逆、便秘、腹泻、高血压、中风后遗症、眩晕、失眠、冠心病、糖尿病、尿潴留、昏厥、阳痿等。

三、妇科疾病

妇科疾病包括月经不调、痛经、闭经、慢性盆腔炎、乳癖、子宫脱垂、产后缺乳、妇女绝经期综合征、产后耻骨联合分离症等。

四、儿科疾病

儿科疾病包括脑性瘫痪、小儿麻痹后遗症、小儿肌性斜颈、臂丛神经损伤、桡骨小头半脱位、发热、咳嗽、顿咳、百日咳、惊风、泄泻、呕吐、疳积、佝偻病、夜啼、遗尿、斜视、脱肛、鹅口疮等。

五、五官科疾病

五官科疾病包括近视、视神经萎缩、慢性鼻炎、慢性咽炎、急性扁桃体炎、耳鸣、耳聋等。

六、外科疾病

外科疾病包括乳痈初期、褥疮及术后肠粘连等。

第三节　推拿的禁忌证

推拿疗法虽适用范围广、安全度大，但有些疾病使用推拿治疗不仅无效，反而会加重病情，故此类疾病要禁用推拿治疗；有些疾病可使用推拿治疗，但操作不当，会给患者带来不必要的痛苦或造成不应有的医疗事故，此类疾病要慎用推拿治疗。因此，临床上要严格掌握推拿的禁忌证。一般认为，以下疾病要禁用或慎用推拿治疗。

一、皮肤损害

各种皮肤破损病症，包括外伤和皮肤病。

二、出血性病症

各种出血性疾病，包括有出血现象、出血趋势以及施术后极有可能引发出血的各种病症；有血液病的患者。以上均属推拿治疗禁忌之列。

三、传染性病症

烈性传染病属推拿治疗禁忌；一般传染病原则上均不宜实施推拿，特别是病症的病变局部；隐匿性的传染病要特别重视，诸如各种结核病、肝炎、白喉等。

四、感染性病症

各种脓肿、败血症或脓毒血症等属推拿治疗禁忌；值得注意的是部分感染轻微的患者，推拿治疗有加重感染的趋势，要谨慎施用或不用。

五、某些急腹症

如胃、十二指肠等急性穿孔。

六、某些严重疾病

如心脏病、肝病、恶性肿瘤、脓毒血症等。

七、肿瘤

任何有加速肿瘤细胞扩散的推拿治疗均属推拿治疗禁忌。

八、急性损伤

对较重的急性的外伤和神经损伤病症，除需整复错缝、远端实施点穴镇痛等应急推拿手法外，一般24~48小时之内，均不宜做推拿治疗，特别是损伤部位；疑有筋肉断裂、骨或关节硬伤、脊髓损伤、内脏的挫裂伤等，更需明确诊断，不可贸然施治；急性损伤中局部炎症反应明显者，也需慎用或禁用推拿手法治疗。

九、病症波动

对某些病症的不稳定期，应禁用或慎用推拿治疗。如严重的心、肺疾病，功能衰退者；中风、脊髓损伤、烧烫伤等的急性和亚急性期；全身症状不稳定者；血压起伏波动较大者等。

十、妇女妊娠期、月经期

腰骶部和腹部禁做推拿治疗；也不宜在四肢感应较强的穴位处取强刺激手法；其他部位确需要手法治疗，也应以轻柔手法为宜，以免流产和出血过多。

十一、其他

有不能安静的精神疾病、年老体弱、久病体虚、过饥过饱、醉酒等症状者，不宜推拿。

第四节　推拿的注意事项

一、手法熟练

推拿医师要掌握熟练的手法技能，并且掌握有关中、西医学知识，从而做到诊断明确，操作得当。

二、操作认真

操作过程中要认真，严肃，注意力集中，随时观察患者对手法的反应，患者若有不适，应及时进行调整手法，以防发生意外事故。

三、修剪指甲

要经常修剪指甲，不戴装饰品，以免操作时伤及患者的皮肤。

四、治疗室环境

治疗室要光线充足，通风保暖。

五、按摩巾覆盖

除少数直接接触皮肤的手法（如擦法、推法等）外，治疗时要用按摩巾覆盖治疗部位。小儿推拿多使用介质，以保护皮肤。

六、推拿禁忌

对于过饱、酒后、暴怒后及大量运动后的患者，一般不予立即施以推拿治疗。

七、推拿疗程

推拿的一个疗程以 10~15 次为宜，疗程间宜休息 2~3 日。

第五节　推拿时的体位

在推拿操作中，医师与患者均要选择好最佳体位。操作者以操作时发力自如、操作方便为原则；被操作者以感到舒适、安全、放松为原则。

患者的体位一般有仰卧位、俯卧位、侧卧位、端坐位和俯坐位等，由医师根据治疗需要而定。医师操作时常取站立位，有时取坐位。小儿推拿时，患儿多取仰卧位、俯卧位或坐位，而操作者一般取坐位。

一、患者体位

（一）仰卧位

受术者头下垫薄枕、仰面而卧，肌肉放松、呼吸自然、下肢伸直、上肢自然置于身体两侧。亦可根据治疗需要，上肢或下肢采取外展、内收、屈曲位。在颜面、胸腹及四肢前侧等部位施用手法时常采取此体位。

（二）俯卧位

患者腹部向下、背面向上而卧，头转向一侧或向下，下颌下垫薄枕，或面部向下放在推拿床的呼吸孔上，上肢自然置于身体两旁或屈肘向上置于头部两侧，双下肢伸直，肌肉放松，呼吸自然。在肩背、腰臀及下肢后侧施术时常采用此体位。

（三）侧卧位

患者侧向而卧，两下肢屈曲，或近床面的下肢屈曲，上面进行操作治疗的下肢伸直；或近床面的下肢自然伸直，上面的下肢屈髋屈膝。在臀部及下肢外侧施术时常采用此体位，做侧卧位腰部斜扳法时亦采用此体位。

（四）端坐位

患者端正而坐、肌肉放松、呼吸自然，患者所坐凳子的高度最好与膝后腘窝至足跟的距离相等。在头面、颈项、肩及上背部施用手法时常采用此体位。

（五）俯坐位

患者端坐后，上身前倾、略低头，两肘屈曲支撑于两膝上或桌面（椅背）上，肩背部肌肉放松，呼吸自然。在项部、肩部及上背部操作时常采用此体位。

二、医者体位

推拿医师根据患者被操作的部位和体位及所选用的手法，选择一个合适的位置、步态与姿势，从而有利于手法操作技术的运用。一般来说，术者的体位有站立位和坐位两种，常用的体位是站立位。站立位又分正立、丁字步、弓步和马步等。同时，术者操作时要含胸拔背、收腹蓄臀、自然呼吸，切忌屏气；操作过程中，要全神贯注、思想集中、从容沉着，不要左右观顾、心不在焉。此外，推拿医师的体位与姿势应根据手法操作的需要，随时进行相应的调整、变换，做到进退自如、转侧灵活，使施术过程中全身各部位动作协调一致，这也是推拿医师的一项基本功。

第六节　推拿的介质

推拿时，为了减少对皮肤的摩擦损伤，或者为了借助某些药物的辅助作用，可在施术部位的皮肤上涂些液体、膏剂或撒些粉末，这种液体、膏剂或粉末统称为推拿介质，亦称推拿递质。目前，推拿临床中运用的介质种类颇多，如冬青膏、葱姜水、薄荷水等。在我国，推拿时应用介质有悠久的历史，如《圣济总录》说："若疗伤寒以白膏摩体，手当千遍，药力乃行，则摩之用药，又不可不知也。"《景岳全书》说："治发热便见腰痛者，以热麻油按痛处可止。"

一、介质的种类与作用

(一) 滑石粉

即医用滑石粉，有润滑皮肤的作用；一般在夏季常用，适用于各种病症；滑石粉是临床上最常用的一种介质，在小儿推拿中应用最多。

(二) 爽身粉

即市售爽身粉，有润滑皮肤吸水的作用，质量较好的爽身粉可代替滑石粉应用。

(三) 葱姜汁

将葱白和生姜捣碎取汁，或将葱白和生姜片用75%的乙醇溶液浸泡而成，能加强温热散寒的作用，常用于冬春季及小儿虚寒证。

(四) 白酒

即食用白酒，适用于成人推拿，有活血祛风、散寒除湿、通经活络的作用，对发热患者尚有降温作用，一般用于急性扭挫伤。

(五) 冬青膏

由冬青油、薄荷脑、凡士林和少许麝香配制而成，具有温经散寒和润滑作用，常用于治疗软组织损伤及小儿虚寒性腹泻。

（六）薄荷水

取5%薄荷脑5g，浸入75%乙醇溶液100mL内配制而成。薄荷水具有温经散寒、清凉解表、清利头目和润滑作用，常用于治疗小儿虚寒性腹泻及软组织损伤，用按揉法、擦法可加强透热效果。

（七）木香水

取少许木香，用开水浸泡后放凉去渣后使用。木香水有行气、活血、止痛作用，常用于急性扭挫伤及肝气郁结所致的两胁疼痛等症。

（八）凉水

即食用洁净凉水，有清凉肌肤和解热作用，一般用于外感热证。

（九）红花油

由冬青油、红花、薄荷脑配制而成，有消肿止痛等作用，常用于急性或慢性软组织损伤。

（十）传导油

由玉树油、甘油、松节油、乙醇、蒸馏水等量配制而成，用时摇匀。传导油有消肿止痛、祛风散寒的作用，适用于软组织慢性劳损和痹证。

（十一）麻油

即食用麻油。运用擦法时涂上少许麻油，可增强手法透热作用，提高疗效，常用于刮痧疗法中。

（十二）蛋清

将鸡蛋穿一小孔，即可取蛋清使用。有清凉解热、祛积消食作用，适用于小儿外感发热、消化不良等症。

（十三）外用药酒

取当归尾 30g、乳香 20g、没药 20g、血竭 10g、马钱子 20g、广木香 10g、生地黄 10g、桂枝 30g、川草乌 20g、冰片 1g，浸泡于 1.5kg 高浓度白酒中，两周后使用。有行气活血、化瘀通络的功效，适用于骨和软骨退行性病症。

二、介质的选择

（一）辨证选择

根据证型的不同选择不同的介质，总的可分为两大类，即辨寒热和辨虚实。寒证，用有温热散寒作用的介质，如葱姜水、冬青膏等；热证，用具有清凉解热作用的介质，如凉水、医用乙醇等；虚证，用具有滋补作用的介质，如药酒、冬青膏等；实证，用具有清、泻作用的介质，如蛋清、红花油、传导油等。其他证型可用一些中性介质，如滑石粉、爽身粉等，取其润滑皮肤的作用。

（二）辨病选择

根据病情的不同选择不同的介质。软组织损伤，如关节扭伤、腱鞘炎等选用活血化瘀、消肿止痛、透热性强的介质，如红花油、传导油、冬青膏等；小儿肌性斜颈选用润滑性较强的滑石粉、爽身粉等；小儿发热选用清热、散热性能较强的凉水、乙醇等。

（三）根据年龄选择

对于成年人，水剂、油剂、粉剂均可选用。老年人常用的介质有油剂和酒剂；小儿主要用滑石粉、爽身粉、凉水、乙醇、薄荷水、葱姜汁、蛋清等。

第二章 推拿的原理和治疗原则

第一节 推拿的原理

推拿是通过手法作用于体表的一定穴位和部位，来调节和改善机体的病理和生理状况，从而达到治病和保健的目的。概括起来，推拿具有疏通经络、调和气血，理筋整复、舒筋缓急，滑利关节、松解粘连，平衡阴阳、调整脏腑，增强体质、预防保健等作用。推拿的作用原理是在中医基本理论指导下，通过对推拿手法作用于人体所产生的作用机理进行研究，有利于对推拿作用原理的了解，从而更好地指导推拿临床治疗工作。

一、疏通经络、调和气血

经络既是联系人体脏腑组织器官的网络，又是人体气血运行的通道，它内属于脏腑，外连肢节、通达表里、贯穿上下、行气血而营阴阳，濡筋骨、利关节，经络的这些生理功能主要是靠经气来完成的。当经气的正常生理功能发生障碍时，外则皮、肉、筋、骨、脉失养不荣甚或不用，内则五脏不荣、六腑不运、气血失调，不能正常发挥营内卫外的生理作用，则百病由之而生。经气是脏腑生理功能的动力，推拿手法作用于体表的经络穴位上，引起局部经络反应，起到激发和调整经气的作用，并通过经络影响所连属的脏腑、组织、肢体的功能活动，以调节机体的生理、病理状态，达到百脉疏通、五脏安和的效果，使人体恢复正常生理功能。由于经络的广泛分布和诸多功能，根据"经脉所至，主治所及"的道理，推拿疏通经络的治疗作用非常广泛，可用于临床各科疾病，尤其是疼痛性病症的治疗。如推桥弓可平肝阳，降血压；搓摩胁肋可疏肝理气，缓解胁肋胀痛；掐按合谷穴可治牙痛；按揉角孙穴可治偏头痛等。

气血是构成人体和维持人体生命活动的基本物质，是脏腑、经络、组织进行生理活动的基础。人体一切疾病的发生、发展和变化无不与气血相关。气血调和则阳气温煦，阴精滋养；气血失和则皮肉筋骨、五脏六腑失去濡养，人体正常功能活动发生障碍，产生一系列病理变化。正如《素问·调经论》所说："气血不和，百病乃变化而生。"推拿具有调和气血，促进气血运行的作用，可用于气滞血瘀引起的许多病症。推拿的行气活血作用是通过促进气血生成、疏通经络、疏肝理气和直接改善血脉功能等来实现的。

二、理筋整复、舒筋缓急

推拿的"理筋"作用，是指通过手法将损伤（撕裂、滑脱）的软组织抚顺理直，恢复到原来的正常位置。"舒筋"作用，是指通过手法使痉挛的肌肉组织得到放松，从而减轻或消除痉挛性疼痛。

对筋肉损伤、骨关节错缝或脱位或退变、关节功能紊乱、脊椎滑脱畸形及椎间盘突出等病理变化引起的肢体关节肿胀、疼痛及功能障碍，通过拔伸、屈曲、按、扳、摇、捏、拿、摩等推拿手法在病变局部和远隔部位的经络腧穴进行操作，能使损伤得到修复，错缝或脱位得到复位，椎间盘突出物得到还纳、变位，滑脱畸形得到矫正，从而发挥推拿理筋整复、舒筋缓急的作用，恢复人体正常的生活起居和运动功能。

三、滑利关节、松解粘连

软组织损伤后，肌肉、肌腱、韧带、关节囊等软组织的裂伤，可因局部出血、充血、水肿等机化而产生粘连，这种粘连常是引起长期疼痛和关节功能受限的原因。推拿可以促进水肿、血肿的吸收和消散，从而使关节恢复正常的活动功能，即具有滑利关节、松解粘连的作用。滑利关节还包括解除某些组织的嵌顿，如半月板软骨或关节滑膜，这些组织一旦形成嵌顿，也明显会影响关节的正常活动，而推拿中很多运动关节类手法，能使嵌顿解除，恢复关节正常活动。

四、平衡阴阳、调整脏腑

推拿平衡阴阳、调整脏腑的作用，是以疏通经络、调和气血为前提的。阴阳是中医学对人体这一相对协调稳定的有机体的高度概括。人体用阴阳学说的语言来表述，即是阴阳的组合。人体只有在阴阳相对平衡，即在功能和物质等保持在相对平衡协调的状态下才会健康。正如《素问·生气通天论》说："阴平阳秘，精神乃治"。当人体阴阳失去相对平衡就会导致疾病发生，如《素问·阴阳应象大论》说："阴盛则阳病，阳盛则阴病"。

脏腑是化生气血、通调经络、主持人体生命活动的主要器官。脏腑功能失调就会发生各种疾病，并可通过经络的传递反映到人体体表，出现如精神不振、情志异常、食欲改变、二便失调、汗出异常、寒热、疼痛等各种不同的症状，即所谓"有诸内，必形诸外"。推拿具有调整脏腑功能的作用，通过手法刺激相应的体表穴位、痛点（或疼痛部位），并通过经络的连属与传导作用，调整人体阴阳和脏腑功能，达到治疗疾病的目的。如按揉脾俞、胃俞穴可调理脾胃，缓解胃肠痉挛而止腹痛；一指禅推法施于肺俞、肩中俞穴能调理肺气而止哮喘；用较强的手法刺激内关穴可治疗心动过缓，用较弱的按揉法刺激内关穴可治疗心动过速。临床实践表明，无论是阴虚、阳虚，还是阴盛、阳亢，只要在相宜的穴位、部位上选用恰当的推拿手法进行治疗，均可使身体得到不同程度的调整，如擦命门穴能温补肾阳，点按太冲穴能平肝潜阳，说明推拿不仅可以平衡阴阳、补虚泻实，而且对脏腑功能有良好的双向调节作用。

五、增强体质、防病保健

推拿有明显的扶正祛邪、防病保健作用。扶正即是扶助人体正气，增强抗病康复能力；祛邪即祛除致病因素。人体疾病的过程也就是邪正斗争的过程，即机体的抗病能力与致病因素的斗争，这种斗争不仅关系着疾病的发生，而且影响着疾病的发展与转归。当人体正气旺盛，邪气则难以入侵，所谓"正气存内，邪不可干"。当人体正气虚弱，则邪气乘虚而入，所谓"邪之所凑，其气必虚"。推拿有扶正祛邪、防病保健作用，一方面推拿刺激人体补虚的腧穴，可起到补虚强体，防止外邪入侵的作用，如经常按揉足三里、摩腹，能健脾和胃，则气血生化有源，后天之本充足，正气强盛，不易发病；另一方面，推拿能促进气血运行，达到"气脉常通"而强体抗衰。推拿不仅可以通过调整脏腑、疏通经络、理筋整复等作用祛除病邪，恢复人体脏腑、经络、肢体关节的正常生理功能，使机体处于良好的功能状态，而且还具有舒畅筋骨、愉悦心神等作用，使人身心放松，精神焕发。因此从古至今，推拿都被用来养生保健、养颜美容、促进发育、预防疾病、延缓衰老，从而提高生命质量。

第二节　推拿的治疗原则

推拿的治疗原则，是在中医整体观念和辨证论治基本精神指导下，对临床病症制定的具有普遍指导意义的治疗规则。与中医的治疗原则相同，但又具有自身特点。现将推拿的主要治疗原则介绍如下。

一、整体观念，辨证施术

整体观念和辨证论治是中医学的基本特点，也是中医治病的根本原则。中医学非常重视人体本身的统一完整性，也注意人体与自然环境的相互关系。人体是一个有机的整体，人与外界环境也是一个密切相关的整体。任何局部的病变都可引起整体的病理反应，整体功能失调也可以反映于局部，故应将局部的病理变化和整体病理反应统一起来。此外，由于季节气候、地区环境、昼夜晨昏、职业特点、生活习惯等对人体有不同的影响，人与自然界存在着既对立又统一的关系，所以推拿治疗疾病时应从整体观念出发、全面考虑，因时、因地、因人制宜，制订详细完善的治疗方案。

推拿临床既重视辨病又重视辨证。推拿的辨病辨证，是通过四诊及必要的物理检查和实验室检查，全面了解患者的全身情况和局部症状，对疾病进行综合分析，先得出正确的诊断（即辨病），再运用八纲、脏腑、气血津液、卫气营血、六经等辨证方法确立证型（即辨证），才能确定适宜的治则治法，选择相应的手法和治疗部位进行治疗。辨证是治疗疾病的前提和依据，而施术是治疗疾病的手段和方法。例如肩周炎发病与气血不足、外感风寒湿邪及外伤劳损有关，故辨证应辨清以何种因素为主，可分别施以补益气血、祛风散寒除湿、行气活血化瘀手法。又如胃脘痛、泄泻、头痛等病，必须辨明证之寒热虚实，分别以散寒、清热、补虚、泻实等手法治疗。总之，如果辨证不清，则施术针对疾病方向不明，疗效必然不能令人满意。

二、治病求本，标本同治，缓急兼顾

治病求本，就是寻找出疾病的本质，了解并正确辨别疾病的主要矛盾，针对其最根本的病因、病理进行治疗，这是中医推拿辨证施治的一个基本原则。

标和本是一个相对的概念，有多种含义，可用以说明病变过程中各种矛盾的主次关系。如从邪正双方来讲，正气是本、邪气是标；从病因和症状来说，病因是本、症状是标；从病变部位来说，内脏是本、体表是标；从疾病先后来说，旧病是本、新病是标，原发病是本、继发病是标。标与本概括了疾病过程中对立双方的主次关系：标一般属于疾病的现象与次要方面，本一般属于疾病的本质与主要方面。

任何疾病的发生、发展，总是通过若干症状表现出来的，而疾病的症状只是现象，并不完全反映疾病的本质，有些甚或是假象，只有在充分了解疾病的各个方面的前提下，透过症状进行深入的综合分析，才能探求疾病的本质，找出病之所起，从而确定相应的治疗方法。如坐骨神经痛是推拿临床常见病症之一，可由多种原因引起，诸如腰椎间盘突出症、梨状肌综合征、骶髂关节炎、盆腔内肿瘤、髋关节炎、臀部外伤、臀肌注射位置不当、消渴、腰椎关节炎、腰骶部筋膜炎、腰椎管狭窄症、腰椎结核、椎体转移瘤、椎管内肿瘤等，推拿治疗时就不能简单用对症止痛的方法，而应通过全面的综合分析，结合患者的临床表现和相应的理化检查，找出疾病发生的真正原因，做出明确诊断。如属推拿适应证，则应视具体情况而分别采取疏经活络、消肿止痛等方法进行治疗，才能取得满意的疗效。这是"治病必求于本"的意

义所在。

在临床运用治病求本这一原则的同时，必须正确处理"正治与反治""治标与治本"之间的关系。

正治与反治也是推拿临床中治病求本的关键。所谓正治，就是通过分析临床证候，辨明寒热虚实，分别采用"寒者热之""热者寒之""虚则补之""实则泻之"等不同治法。正治法是推拿临床最常用的治疗方法，例如肩周炎是以肩关节疼痛和功能障碍为主要症状的常见病，一般认为该病的发生与气血不足、外感风寒湿邪及外伤劳损有关。在辨清病因病机后，就应采取补气生血、祛风寒、除湿邪及疏经通络等正治方法治疗，从而改善肩关节血液循环，加快渗出物吸收，促进病变肌腱及韧带修复，松解粘连，达到治疗的目的。

反治法也是推拿临床中不可忽视的治疗方法，它是在一些复杂和严重疾病表现出来的某些证候与病变的性质不符合而表现为假象时使用的方法，常用的有"塞因塞用""通因通用"等。这些方法都是顺从疾病的症候而治的，不同于一般逆着疾病症候的治疗方法，故被称为"反治"或"从治"，但其所从的都是假象，所以实质上还是正治，仍是在治病求本的原则下，针对疾病本质施治的方法。如便秘大多数由胃肠燥热、气机郁结引起，推拿治疗时常采用通利的一指禅推法、掌摩法、掌揉法等手法和肠通便。但临床上有的便秘患者，大便不畅或秘结，便后汗出，气短，或面色少华，头晕目眩，小便清长，四肢不温等，如果同样采用泻下通利的推拿治法，只会有"虚虚"之弊，不仅治疗无效，反而加重病情，因而应采用与证候假象一致的治法，即健脾胃、和气血，从而达到通便的目的。同样，因伤食所致的腹泻，不仅不能用止泻的方法来治疗，反而要用消导通下的方法去其积滞，达到止泻的目的。

在复杂多变的病症中，常有标本、主次的不同，因而在治疗上就应有先后、缓急之分。一般情况下，治本是根本原则。但在某些情况下，标症甚急，不及时解决可危及患者生命，或可引起其他严重并发症，就应该采取"急则治标"的原则，先治其标，后治其本。例如大出血的患者，不论属于何种原因引起的出血，均应采取应急措施，先止血以治标，待血止后病情稳定再治其本。再如推拿临床常遇到一些急性痛证，如急性腰痛、牙痛、坐骨神经痛等，疼痛往往是主诉，而这些疼痛又都是由不同原因引起的，但在治疗时，一般不急于治疗引起病症之"本"，而是使用相应的推拿方法先止痛，待疼痛明显减轻，再行四诊和综合辨证治其本。综上所述，可以看出治标只是在应急情况下或为治本创造必要条件时的权宜之计，而治本才是治病的根本之图，所以本质上仍从属于治病求本这一根本原则。

病有标本缓急，治有先后顺序，若标本并重，则应标本同治。如骶髂关节错缝，疼痛剧烈，腰肌有明显的保护性痉挛，治疗时应在放松肌肉、缓解痉挛的前提下，实施整复手法，可使错缝顺利回复，达到治愈的目的，这就是标本兼顾之法。

临床上，疾病的症状是复杂多变的，标本的关系也不是绝对的，而是在一定条件下相互转化，因此临证时还应注意标本转化的规律，不为假象所迷惑，始终抓住疾病的主要矛盾，做到治病求本。

任何疾病的发生、发展，总是通过若干症状表现出来的，而这些症状只是疾病的现象，并不都反映疾病的本质，有的甚至是假象。只有在充分掌握病情资料的前提下，通过综合分析，才能透过现象看到本质，分清标本缓急。

由于推拿学自身的特点，在"治病必求于本"的原则指导下，临床常标本同治，缓急兼顾。既要针对疾病的主要矛盾治疗，又要注重对疾病次要矛盾的处理；既要积极治疗疾病的急性症状，又要兼顾疾病慢性症状的处理。

如腰部的急性扭伤，疼痛剧烈，腰肌有明显的保护性痉挛，应当放松肌肉、缓解疼痛后立即治疗病本。此外，在临床中，为了做到标本同治、缓急兼顾，不仅要运用手法，而且要与其他疗法相结合。

三、扶正祛邪

疾病的过程，在一定意义上可以说是正气与邪气双方斗争的过程。邪胜于正则病进，正胜于邪则病退。因此，治疗疾病就是要扶助正气、祛除邪气，改变邪正双方的力量对比，使之向有利于健康的方向转化。

扶正，就是扶助正气、增强体质、提高机体的抗病能力，达到正复邪自去的目的。祛邪，就是祛除邪气，达到邪去正自安的目的。扶正祛邪两者是密切相关的，扶正有助于祛邪，祛邪也可安正。

"邪气盛则实，精气夺则虚"，邪正盛衰决定病变的虚实。"虚则补之""实则泻之"。补虚泻实是扶正祛邪这一原则的具体应用。一般而言，兴奋生理功能的作用时间长，手法轻柔的推拿具有补的作用；抑制生理功能的作用时间短，重刺激手法推拿具有泻的作用。在临床运用时，要细致观察邪正盛衰的情况，根据正邪在病程中所占的地位，决定扶正与祛邪的主次和先后。扶正适用于正虚而邪不盛的病症；祛邪适用于邪实而正未伤的病症；扶正与祛邪同时进行则适用于正虚邪实的病症。扶正祛邪同时运用时，应分清主次，正虚为主者应扶正为主，祛邪为辅，邪盛为主者则祛邪为主，扶正为辅。当病邪较重，但正气虚弱、不耐攻伐时，应先扶正后祛邪；当病邪甚盛，正气虽虚但尚能耐受攻伐时，则应先祛邪后扶正。在扶正祛邪并举时还应遵从扶正而不留邪，祛邪而不伤正的原则。

四、调整阴阳

人体是一个阴阳平衡的系统，当这种平衡遭到破坏，即阴阳偏盛或阴阳偏衰代替了正常的阴阳消长平衡时，就会发生疾病。调整阴阳，也是推拿临床治疗的基本原则之一。

阴阳偏盛，即阴邪或阳邪的过盛有余。阳盛则阴病，阴盛则阳病。阳热盛易损伤阴液，阴寒盛则易损伤阳气，治疗时可采用"损其有余""实则泻之"的方法，清泻阳热或温散阴寒。临床常使用频率高、压力重、时间较短的抑制类手法。在调整阴或阳的偏盛时，还应注意有无相应的阳或阴偏衰的情况，如相对一方偏衰时，则应兼顾其不足，采取泻热与补阴或散寒与温阳同时进行的方法治疗。

阴阳偏衰，系指人体阴血或阳气的虚损不足。阴虚则不能制阳，常表现为阴虚阳亢的虚热证；阳虚则不能制阴，多表现为阳虚阴盛的虚寒证。治疗时可采用"补其不足""虚则补之"的方法，补阴以制阳或补阳以制阴。常采用频率低、压力轻、时间较长的兴奋类手法。如阴阳两虚，则应阴阳双补。由于阴阳是相互依存的，故在治疗阴阳偏衰的病症时，应该注意"阴中求阳""阳中求阴""从阴引阳，从阳引阴"，也就是在补阴时适当佐以温阳；温阳时适当佐以滋阴，从而使"阳得阴助而生化无穷，阴得阳升而泉源不竭"。

此外，由于阴阳是辨证的总纲，疾病的各种病理变化均可用阴阳失调来概括，故凡表里出入、上下升降、寒热进退、邪正虚实以及营卫不和、气血不和等，无不属于阴阳失调的具体表现。因此，从广义来讲，诸如解表攻里、越上引下、升清降浊、温寒清热、补虚泻实及调和营卫、调理气血等治法，亦都属于调整阴阳的范围。《素问·阴阳应象大论》说："其高者，因而越之；其下者，引而竭之；中满者，泻之于内；其有邪者，渍形以为汗；其在皮者，汗而发之；其慓悍者，按而收之；其实者，散而泻之。审其阴阳，以别柔刚，阳病治阴，阴病治阳，定其血气，各守其乡"，正是调整阴阳这一法则的具体运用。

五、因时、因地、因人制宜

因时、因地、因人制宜，是指在推拿治疗疾病时要根据季节、地区、年龄及体质等不同而制订相应的治疗方法，全面考虑、综合分析、区别对待、酌情施术。

（一）因时制宜

因时制宜是指根据不同的时令、季节、时辰而采取不同的治疗措施。如冬季多寒，易夹风邪，多病关节痹痛，推拿时宜用温热手法治疗；夏季暑热，多夹湿邪，易致脾胃壅塞而发病，推拿时宜用祛暑利湿和健脾和胃手法治之。早晨治疗时手法宜轻忌重，避免导致晕厥；晚间治疗则不宜采用兴奋型手法，避免导致失眠。秋冬季节，肌肤腠理致密，治疗时手法力度应稍重；春夏腠理疏松，手法力度要稍轻。

（二）因地制宜

因地制宜是指根据不同的地理环境来制订不同的治疗方法。由于不同的地理环境、气候条件及生活习惯，人的生理活动和病理特点也有区别，所以治疗方法也应有所差异。如北方多寒冷，人们喜辛辣之品，同时人体为适应寒冷环境而积极运动，故北方人多体格健壮，推拿时手法宜深重；而南方温暖、气候平和，饮食稍甜，人体代谢不如北方人旺盛，体格多娇小，故推拿时宜用温和手法。

（三）因人制宜

因人制宜在临床上尤为重要，根据患者的年龄、性别、职业、体质、既往史、家族史等的不同来制订适宜的治疗方法。如老年人和小儿推拿手法宜稍轻，且小儿推拿时多辅用介质，青壮年推拿时手法可稍重；再如性别不同则各有其生理特点，特别是妇女经期、妊娠期及产后等情况，治疗部位和刺激强度都要加以考虑；在体质方面，有强弱、偏寒偏热以及对手法刺激的耐受性不同，推拿治疗时手法刺激亦明显不同。

六、以动为主，动静结合

推拿是一种运动疗法，无论是手法对机体的作用方式，还是指导病员所进行的功法训练等，都是在运动。"以动为主"是指在手法操作或指导病员进行功能锻炼时，应在因时、因地、因人制宜的原则指导下，确定手法和功法作用力的强弱、节奏的快慢、动作的徐疾和活动幅度的大小。适宜的操作和运动方式，是取得理想疗效的关键。同时，推拿治疗在"以动为主"时，也必须注意"动静结合"：一是在手法操作时，要求术者和受术者双方都要情志安静、思想集中、动中有静；二是推拿治疗及功法锻炼后，受术者应该注意适当的安静休息，使机体有一个自我调整和恢复的过程。医务人员在制订治疗方案时，动和静一定要合理结合，应当根据具体病症掌握病员治疗后动与静的相对时间和程度。如肩周炎、落枕等宜较早进行功能锻炼；而急性腰扭伤、腰椎间盘突出症等病的初期要注意让病员卧硬板床、系腰围制动等。以上就是以动为主、动静结合的具体和灵活运用。

七、病治异同

病治异同，包括"同病异治"与"异病同治"两个方面。

同病异治是指同一种疾病，由于发病的时间、地区、患者的体质或疾病所处的阶段不同，所表现出来的症候各异，故治疗方法不同。例如感冒病，由于感受外邪或者内伤等原因不同，因而根据临床表现分为风寒型、风热型、暑湿型、气虚型、血虚型、阴虚型、阳虚型等不同证型。证型不同，推拿方法就有所不同。

异病同治是指不同的疾病，在出现相同证候时，应采用同样的治疗方法。例如冈上肌肌腱炎和冈上肌肌腱钙化症临床表现相似，两者推拿方法相同。再如脾胃虚寒之胃脘痛、脾肾阳虚之泄泻及中气下陷之胃下垂等不同疾病，因其病机都有脾虚气陷，故推拿均可采用健脾和胃、补中益气的手法治疗。

总之，病同证不同则治法不同，病不同而证相同则治法相同，也就是说病治异同是以病机为依据的治疗原则。

第三章　推拿手法

推拿手法是指术者用手或肢体的其他部位，按照各自特定的技巧动作，作用于受术者体表，从而实现其防病治病的目的。手法是推拿防治疾病的主要手段，其操作的规范性、准确性、熟练程度、功力深浅和如何恰当地运用，对治疗效果有直接的影响。因此，只有规范地掌握手法要领，娴熟地操作并经由后期的功法训练和临床实践，才能极尽手法运用之妙，正所谓"一旦临症，机触于外，巧生于内，手随心转，法从手出"。

熟练的手法应具备持久、有力、均匀、柔和的基本技术要求，从而达到"深透"的作用效果。所谓"持久"，是指手法能够严格按照技术要求和操作规范，根据治疗的需要持续操作一定时间；所谓"有力"，是指手法必须具备一定的力量，力的具体运用应根据患者的体质、病情和部位等不同而酌情增减；所谓"均匀"，是指手法操作要注意动作的节奏性和用力的平稳性，即动作不能时快时慢，用力不能时轻时重；所谓"柔和"，是指手法要轻而不浮、重而不滞，用力宜缓和、灵活，不可生硬、粗暴，手法变换应自然协调；所谓"深透"，是指手法在应用过程中所产生的功力不能局限于体表，要内达深层组织及脏腑，起到祛除病邪、调节功能的作用。

以上对手法的基本要求，主要是针对基本手法的操作而言的；而对运动关节类手法来说，除基本要求外，应主要体现为"稳、准、巧、快"等要求。即手法操作要平稳自然、因势利导；手法选择要有针对性，定位准确；

手法施术时要使用技巧力，不可使用蛮力、暴力；手法用力时要疾发疾收，即用所谓的"寸劲"。

临床应用中，同样要贯彻辨证论治的精神，才能更好地发挥手法的临床作用。人有老少、体有强弱、证有虚实、治疗部位有大小、肌肉有厚薄，因此，手法的选择和力量的运用都要与之相适应，过之或不及都会影响治疗效果。

本章将手法分为基本手法和运动关节类手法两大类，并选择其中常用者予以介绍。

第一节　基本手法

凡手法动作单一，仅为一种运动形式，且临床起基础治疗作用或主要治疗作用，应用频率较高的一类手法，称为基本手法。

本节主要介绍一指禅推法、滚法、揉法等十余种基本手法。

一、一指禅推法

以拇指端或螺纹面着力，通过腕部的摆动，使其所产生的力通过拇指持续不断地作用于施术部位或穴位上，称为一指禅推法。

【动作要领】

手握空拳，大拇指伸直盖住拳眼，以拇指端或螺纹面着力于体表施术部位或穴位上。沉肩、垂肘、悬腕，前臂主动运动，带动腕关节有节律地左右摆动，使其所产生的功力通过拇指端或螺纹面轻重交替、持续不断地作用于施术部位或穴位上（图3-1）。

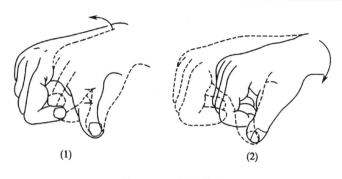

图 3-1　一指禅推法

【注意事项】

（1）在操作一指禅推法时，宜姿态端正、心和神宁。姿态端正，有助于一指禅推法的正确把握；心和神宁，则有利于手法的操作功贯拇指。

（2）在操作一指禅推法时，要做到沉肩、垂肘、悬腕、指实、掌虚。"沉肩"是指肩部自然放松，不可耸肩；"垂肘"是指肘关节自然下垂、放松；"悬腕"是指腕关节要自然垂屈、放松，不可将腕关节用力屈曲，影响摆动；"指实"是指拇指的着力部位在操作时要吸定一点，不能滑动，摩擦或离开治疗部位；"掌虚"是指操作中手掌与手指部位都要放松，不能挺劲。总之，本法的整个动作都要贯穿一个"松"字，只有肩、肘、腕、掌、指各部放松，才能蓄力于掌、发力于指，使手法刚柔相济、形神俱备。

（3）应在练好吸定的基础上，再进行练习一指禅推法的循经移动练习。在体表移动操作时，前臂应维持较快的摆动频率，即每分钟 120~160 次，但拇指端或螺纹面在体表的移动宜缓慢，即所谓"紧推慢移"。

（4）一指禅推法临床操作时，有屈伸拇指指间关节和不屈伸拇指指间关节两种术式，前者刺激柔和，后者着力较稳，刺激较强。若术者拇指指间关节较柔软，或治疗时要求较柔和的刺激，宜选用屈伸拇指指间关节的操作；

若术者拇指指间关节较硬，或治疗时要求的刺激较强，宜选用不屈伸拇指指间关节的操作。

【临床应用】

本法为一指禅推拿流派的代表手法。其接触面小，刺激偏弱或中等，深透性好，适用于全身各部，以经络、穴位、头面、胸腹部应用较多。其中以指端或螺纹面操作者，多用于躯干或四肢部；以偏峰或屈指推操作者，多用于颜面部或颈项及四肢部。本法具有舒筋通络、行气活血、祛瘀消积、健脾和胃等作用。临床可用于内、外、妇、儿、伤科诸多病症，尤以治疗头痛、失眠、面神经炎、高血压、近视、月经不调及消化系统疾病见长。

一指禅推法也常用于保健推拿。

二、㨰法

以小指掌指关节背侧吸附于体表施术部位，通过腕关节的屈伸运动和前臂的旋转运动，使手背尺侧在施术部位上做持续不断的㨰动，称为㨰法。

【动作要领】

拇指自然伸直，其余四指自然屈曲，无名指与小指的掌指关节屈曲约呈90°，手背沿掌横弓排列呈弧面，以小指掌指关节背侧吸附于体表施术部位上，以肘关节为支点，前臂主动做内外旋转运动，带动腕关节做屈伸和一定的旋转运动，使手背尺侧在施术部位上持续不断地㨰动（图3-2）。

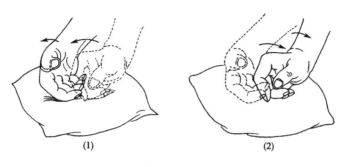

图 3-2　滚法

由滚法变化而来的有掌指关节滚法和小鱼际滚法。

掌指关节滚法以小指、中指、无名指、食指的掌指关节背侧为滚动着力面，腕关节略屈向尺侧，其手法运动过程和基本要求亦同滚法，但屈伸程度明显小于滚法。

【注意事项】

（1）在滚法操作时不宜拖动、跳动和摆动。拖动是由于吸定点不牢而形成拖擦；跳动是由于前滚时推旋力过大，回滚时旋力过小而形成跳弹；摆动则是腕关节屈伸幅度过小所致。

（2）在滚法移动操作时，移动的速度不宜过快，即在滚动频率不变的情况下，在操作部位上的移动宜缓慢。

（3）操作时压力、频率、摆动幅度要均匀，动作要灵活协调。手法频率为每分钟 120～160 次。

【临床应用】

本法为滚法推拿流派的代表手法，其着力面积大，压力也大，刺激平和舒适，主要用于颈项、肩背、腰臀、四肢等肌肉丰厚处，具有活血祛瘀、舒筋通络、滑利关节、缓解肌肉痉挛等作用，为伤科、内科、妇科的常用手法。临床主要用于颈椎病、肩周炎、腰椎间盘突出症、各种运动损伤、运动后疲劳、偏瘫、高血压、月经不调等病症的治疗。

揉法也是常用的保健推拿手法之一。

三、揉法

以手指螺纹面、手掌大鱼际、掌根或全掌着力，吸定于体表施术部位或穴位上，做轻柔缓和的环旋转动，且带动吸定部位的组织一起运动，称为揉法。

揉法是推拿常用手法之一，操作时根据着力部的不同可分为掌揉法和指揉法。掌揉法又可分为大鱼际揉法、掌根揉法和全掌揉法；指揉法又可分为拇指揉法、中指揉法和三指揉法。

【动作要领】

（一）掌揉法

用手掌大鱼际、掌根部或全掌吸定于体表施术部位或穴位上，沉肩、垂肘，腕关节放松，以肘关节为支点，前臂做主动运动，带动腕部摆动，使手掌着力部在施术部位或穴位上做轻柔缓和的环形转动（图3-3，图3-4）。

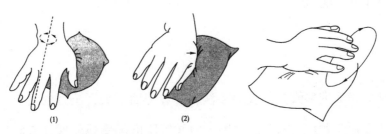

(1)　　　　　　　　(2)

图 3-3　大鱼际揉法　　　　　　　图 3-4　掌根揉法

（二）指揉法

用拇指、中指或食中环三指指腹吸定于体表施术部位或穴位上，腕关节微屈，以肘关节为支点，前臂做主动运动，带动腕和掌指摆动，使着力的指腹在施术部位或穴位上做轻柔缓和的环形转动（图3-5）。

【注意事项】

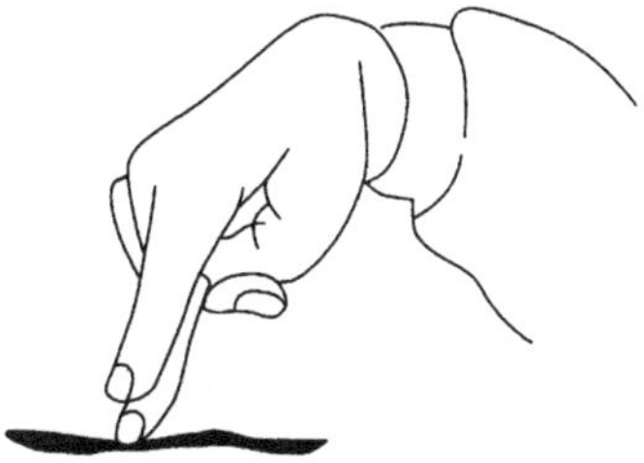

（1）揉法操作时压力要适中，且注意吸定于施术部位，带动吸定部位的组织一起运动，不能在体表形成摩擦。

（2）大鱼际揉法操作时前臂应有推旋动作，且腕部宜放松；掌根揉法操作时腕关节略

图3-5　指揉法

有背伸，松紧适度，压力可稍重些；指揉法操作时，腕关节要保持一定的紧张度，且轻快。

（3）揉法操作动作要灵活，有节律性，频率一般为每分钟120~160次。

【临床应用】

本法轻柔缓和，刺激平和舒适，接触面可大可小，适用于全身各部位。其中，大鱼际揉法主要用于头面、胸胁等肌肉浅薄或骨突比较明显的部位；掌根揉法主要用于腰背及四肢等骨肉丰厚或耐受力较大的部位；全掌揉法常用于脘腹部及腰背等面积较大且较平坦的部位；指揉法多用于全身各部穴位。本法具有醒神明目、消积导滞、宽胸理气、健脾和胃、活血祛瘀、缓急止痛、调节胃肠功能等作用。临床主要用于头痛、头昏、口眼歪斜、胸闷胁痛、便秘、泄泻、软组织损伤等病症治疗。

揉法也是保健推拿常用手法之一。

四、摩法

用指或掌附着在体表施术部位上做环形摩动，称为摩法。

操作时根据着力部的不同可分为指摩法和掌摩法。

【动作要领】

（一）指摩法

用食、中、无名指指面附着于施术部位上，沉肩、垂肘，腕关节微屈，指掌部自然并拢伸直。以肘关节为支点，前臂主动运动，使指面随同腕关节做环形摩动（图3-6）。

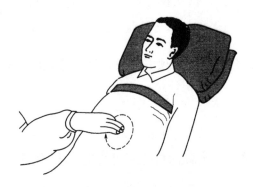 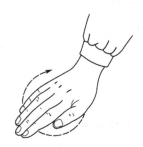

图 3-6　指摩法　　　　　　　图 3-7　掌摩法

（二）掌摩法

用手掌附着于施术部位上，沉肩、垂肘，腕关节放松并略背伸，手掌自然伸直，将手掌平放于体表施术部位上。以肘关节为支点，前臂主动运动，使手掌连同腕关节一起做环形摩动（图3-7）。

【注意事项】

（一）指摩法力量

指摩法力量较轻，腕关节自然屈曲在30°左右，形成摩动的力量主要源于前臂，且速度宜稍快；掌摩法腕关节微背伸，主要以掌心、掌根部接触施术部位皮肤，摩法操作时肩、肘、腕关节动作要协调，且力量和速度宜稍重缓。

（二）摩法速度

摩法操作时，速度不宜过快，也不宜过慢；压力不宜过轻，也不宜过重。

（二）摩法方向

摩法要根据病情的虚实来决定手法的摩动方向，传统以"顺摩为补，逆摩为泻"。现代应用时，常以摩动部位的解剖结构及病理状况决定顺逆摩的方向。

【临床应用】

本法刺激量较小，轻柔而舒适，适用于全身各部，尤以腹部、胸胁部应用较多。具有和中理气、消积导滞、宽胸理气、疏通经络、行气活血、舒筋缓急等作用。临床主要用于脘腹胀满、消化不良、泄泻、便秘、咳嗽、气喘、月经不调、痛经、阳痿、遗精、软组织损伤等病症的治疗。

摩法也为保健推拿常用手法之一。

五、擦法

用手掌掌面、大鱼际或小鱼际贴附于体表一定部位，做较快速的直线往返运动，使之摩擦生热，称为擦法。

【动作要领】

以手掌掌面、大鱼际或小鱼际置于体表施术部位。沉肩，屈肘，腕伸平，指掌伸直。以肘或肩关节为支点，前臂或上臂做主动运动，使手的着力部分在体表做均匀的上下或左右直线往返摩擦移动，使施术部位产生一定的热量。用全掌面着力称掌擦法；用大鱼际着力称大鱼际擦法；用小鱼际着力称小鱼际擦法（图 3-8~图 3-10）。

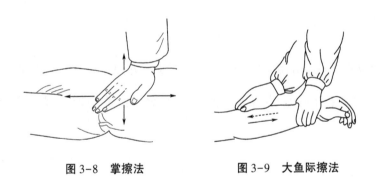

图 3-8　掌擦法　　　　　图 3-9　大鱼际擦法

【注意事项】

（1）擦法操作时，腕关节不能活动，以保持手掌面的稳定。掌擦法和大、小鱼际擦法均以肩关节为支点，上臂为动力源。

（2）着力部分要紧贴皮肤，压力适度。往返摩擦

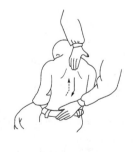

图 3-10　小鱼际擦法

线路要直，每次擦的路线重叠，往返距离要尽量拉长，操作连续不断。呼吸宜自然，不可屏气操作。

（3）擦法操作时施术部位应充分暴露，擦时速度宜先慢后快，并涂少许润滑剂。

（4）擦法操作时，以局部深层组织得热为度，即所谓"透热"。

（5）擦法运用后，皮肤潮红，不宜在被擦部位再施用其他手法，以免损伤皮肤。

【临床应用】

本法适用于全身各部，其中掌擦法主要用于肩、胸腹部；大鱼际擦法主要用于四肢部；小鱼际擦法主要用于肩背、脊柱两侧及腰骶部。肋间擦法可用指擦法。本法具有温经通络、祛风除湿、行气活血、消肿止痛、宽胸理气、调理脾胃、温肾壮阳等作用。临床主要用于消化系统、呼吸系统及运动系统疾病的治疗。

六、推法

以指、掌、拳或肘部着力于体表一定部位或穴位上，做单方向的直线或弧形推移，称为推法。

【动作要领】

（一）拇指平推法

以拇指螺纹面着力于施术部位或穴位上，其余四指置于其前外方以助力，腕关节略屈曲。拇指及腕部主动施力，向食指方向呈单方向直线推移。在推移的过程中，拇指螺纹面的着力部逐渐偏向桡侧，随拇指的推移腕关节也逐渐伸直（图 3-11）。

（二）掌推法

以全掌或掌根部着力于施术部位，全掌推时腕掌部伸直，掌根推时腕关节略背伸，肘关节伸直。以肩关节为支点，上臂部主动施力，通过肘、前臂、腕、掌，使全掌或掌根部向前方做单方向直线推移（图 3-12）。

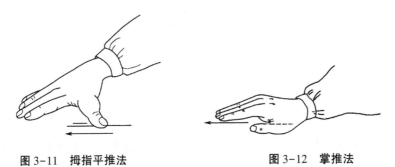

图 3-11　拇指平推法　　　　　　图 3-12　掌推法

（三）拳推法

手握实拳，以食、中、无名及小指四指的第一指间关节突起部着力于施术部位，腕关节挺劲伸直，肘关节略屈。以肘关节为支点，前臂主动施力，向前呈单方向直线推移（图 3-13）。

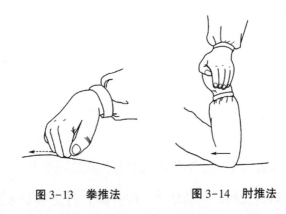

图 3-13　拳推法　　　　图 3-14　肘推法

（四）肘推法

屈肘，以肘关节尺骨鹰嘴突起部着力于施术部位，可用另一手掌部扶握屈肘侧拳顶以固定助力。以肩关节为支点，上臂部主动施力，做较缓慢的单方向直线推移（图3-14）。

另有拇指推法、分推法及食中无名指推法，为小儿推拿常用推法，这里不予以介绍。

【注意事项】

（1）施用推法时，为了防止推破皮肤，一般要使用润滑剂，成人多用冬青膏、凡士林，儿童多用凉水、稀释乙醇溶液、滑石粉。

（2）推法操作时着力部要紧贴体表，呈单方向直线推移。不可耸肩，不可左右滑动、忽快忽慢，压力要平稳适中。成人推时，速度宜缓慢，小儿推时速度宜快。

【临床应用】

本法是临床常用手法之一，适用于全身各部，其中指推法多用于头面、颈项、手足部；掌推法多用于胸腹、背腰、四肢部；拳推法多用于背腰、四肢部；肘推法多用于背腰、脊椎部。本法具有疏通经络、行气活血、消肿止痛、舒筋缓急、调和营卫、宽胸理气等作用。临床主要用于头痛、头晕、失眠、腰腿痛、项强、肌肉痉挛、风湿痹痛、腰腹胀满、胸胁胀痛、痛经、软组织损伤等病症治疗。

推法也是保健推拿常用手法之一。

七、搓法

用双手掌面对称地夹住肢体的一定部位，做相反方向的快速搓动，称为搓法。

【动作要领】

沉肩、垂肘，腕部微背伸，手指自然伸直，以双手掌面夹住施术部位，令受术者肢体放松。以肘关节和肩关节为支点，前臂与上臂部主动施力，做相反方向的较快速搓动，并同时缓慢地做上下往返移动（图3-15）。

【注意事项】

（1）搓法操作时两手夹持不宜太紧，避免造成手法呆滞。

（2）两手用力要对称，动作要协调、连贯，搓动速度应快，移动速度宜慢。

（3）操作过程中要气沉丹田、呼吸自然，不可屏气发力。

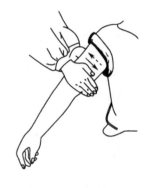

图3-15　搓法

【临床应用】

搓法是一种刺激较为温和的手法，适用于四肢、胸胁等部位，以上肢部最为常用。具有滑利关节、舒筋通络、调和气血、疏肝理气、消除疲劳等作用。临床常用于肢体酸痛、关节活动不利及胸胁屏伤等病症治疗。

搓法常作为推拿的结束手法使用。

八、抹法

以拇指螺纹面或掌面着力，紧贴于体表一定部位，做上下或左右直线往返或弧形曲线的抹动，称为抹法。

【动作要领】

（一）指抹法

以单手或双手拇指螺纹面置于一定的施术部位，余指置于相应的位置以固定助力。以拇指的掌指关节为支点，拇指主动施力，做上下或左右直线往返或弧形曲线的抹动（图 3-16）。

（二）掌抹法

以单手或双手掌面置于一定的施术部位。以肘关节为支点，前臂部主动施力，腕关节放松，做上下或左右直线往返或弧形曲线的抹动。

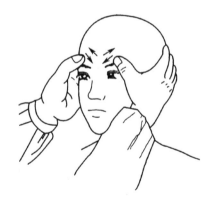

图 3-16　指抹法

【注意事项】

（1）注意抹法与推法相区别。通常所说的推法是指平推法，其运动是单向、直线，而抹法则是或上或下，或左或右，或直线往来，或曲线运转，可根据不同的部位灵活变化运用。

（2）抹法操作时压力要均匀，动作应和缓，即重而不滞、轻而不浮、连贯性要强。抹动时，不宜带动深部组织。

【临床应用】

指抹法适用于面部、手足部；掌抹法适用于背腰、四肢部。抹法具有清醒头目、疏肝理气、消食导滞、活血通络、解除痉挛等作用。临床主要用于感冒、头痛、面瘫及肢体酸痛等病症治疗。

抹法常用于手足保健及面部保健推拿。

九、按法

以指或掌按压体表一定部位或穴位，逐渐用力，按而留之，称按法。

【动作要领】

（一）指按法

以拇指螺纹面着力于受术部位，其余四指张开，置于相应部位以支撑助力，腕关节屈曲约 40°~60°。以腕关节为支点，掌指部主动施力，垂直向下按压。当按压力达到所需的力度后，稍停片刻，即所谓的"按而留之"，然后松劲撤力，再做重复按压，使按压动作既平稳又有节奏性（图 3-17）。

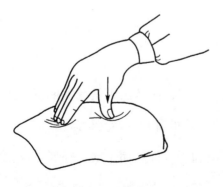　　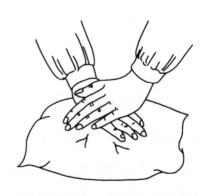

图 3-17　指按法　　　　　　　　图 3-18　掌按法

（二）掌按法

以单手或双手掌面重叠置于施术部位。以肩关节为支点，利用身体上半部的重量，通过上、前臂及腕关节传至手掌部，垂直向下按压，用力原则同指按法（图3-18）。

【注意事项】

（1）按压部位要准确，着力部紧贴体表，按压的用力方向多为垂直向下或与受力面相垂直。指按法接触面积小、刺激较强，常在按后施以揉法，组成"按揉"复合手法，有"按一揉三"之说。

（2）不可突施暴力，不论指按法还是掌按法，其用力原则均是由轻而重，再由重而轻，按压到一定深度后，需在受术部位停留一定时间；结束时，指、掌应慢慢撤力。

【临床应用】

指按法适用于全身各部，尤以经络、穴位常用；掌按法适于背部、腰部、下肢后侧及胸、腹部。本法具有活血止痛、疏通经络、调节脏腑、开通闭塞、解痉散结、矫正畸形等作用。临床常用于头痛、腰背痛、下肢痛等各种痛证及软组织损伤等病症的治疗。

十、点法

指端或屈曲的指间关节突起部着力于施术部位或穴位，持续地进行点压，称为点法。

屈指点法有屈拇指点法和屈食指点法，临床常用屈食指点法。

【动作要领】

（一）拇指端点法

手握空拳，拇指伸直并紧靠于食指中节，以拇指端着力于施术部位或穴位上。前臂与拇指主动静止性发力，进行持续点压（图 3-19）。

（二）屈食指点法

屈食指，其他手指相握，以食指第 1 指间关节突起部着力于施术部位或穴位上，拇指末节尺侧缘紧压食指指甲部以助力。前臂与食指主动静止性发力，进行持续点压（图 3-20）。

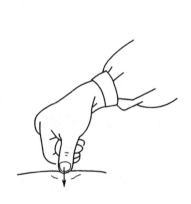 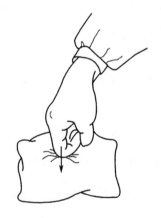

图 3-19　拇指端点法　　　　　　图 3-20　屈食指点法

【注意事项】

（1）点法操作时，用力方向宜与受力面垂直，点取部位、穴位要准确，用力平稳，由轻到重，以"得气"或患者能耐受为度，不可久点。点后宜加揉，以免造成局部软组织损伤。

（2）点法操作时，术者要呼吸自然，不可屏气发力，也不可施用暴力或蛮力。

（3）年老体弱、久病虚衰的患者点法要慎用，心功能较弱者忌用。

【临床应用】

本法从按法演变而来，它较之按法，作用面更小、刺激量更大。本法适用于全身各部穴位，具有解痉止痛、开通闭塞、舒筋活络、补泻经气、调整脏腑功能等作用。临床主要应用于各种痛证的治疗。

十一、捏法

用拇指和其余手指在施术部位做对称性的挤压，称为捏法。

【动作要领】

用拇指和食、中指指面，或用拇指和其余四指指面夹住施术部位肢体或肌肤，相对用力挤压，随即放松，再用力挤压、放松，重复以上挤压、放松动作，并循序移动（图3-21）。

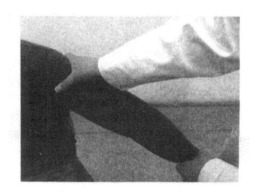

图 3-21 捏法

【注意事项】

（1）捏法操作时拇指与其余手指用力要对称，宜由轻到重，动作要连贯而有节奏性。

（2）捏法操作时尽量以拇指指腹接触被治疗部位，以增强柔和感。

（3）挤捏时沿肌纤维方向对称移动，一般由近端向远端。

【临床应用】

本法主要适用于头、颈项、四肢部，具有舒筋通络、行气活血等作用。临床常用于疲劳性四肢酸痛、颈椎病等病症治疗。

十二、拿法

用拇指和其余手指相对用力，有节律性地提捏或揉捏肌肤，称为拿法。

【动作要领】

以拇指与其余手指的指掌面相对用力，在腕关节与掌指关节的协调活动下，捏住施术部位的肌肤并逐渐收紧挤压、提起，以拇指同其他手指的对合力进行轻重交替、连续不断、有节奏的提捏，并施以揉动。

以拇指与食、中指指面为着力部的称三指拿法；以拇指与食、中、无名指面为着力部的称四指拿法；以拇指与其余四指为着力部的称五指拿法（图3-22）。

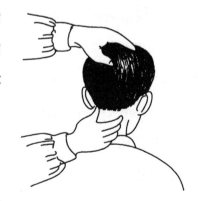

图3-22　拿法

【注意事项】

（1）拿法操作时宜用拇指与其余手指的指掌面着力，不能用指端内扣施力。

（2）拿法含有捏、提、揉三种手法术式，或捏而提起，或捏而揉之，或捏而既提且揉，实则为复合手法。

（3）拿法操作时腕关节要放松，动作柔和而灵活，连绵不断，富有节奏性。拿法同捏法一样，用力要由轻渐重。

【临床应用】

本法主要用于颈肩、四肢及头部，具有舒筋通络、行气活血、祛风散寒、解痉止痛等作用。临床常用于颈椎病、落枕、肩周炎、肢体酸痛等病症治疗。拿法也常用于穴位的操作，称拿穴位。

十三、捻法

用拇、食指夹住治疗部位进行捏、揉捻动，称为捻法。

【动作要领】

用拇指螺纹面与食指桡侧缘或螺纹面相对捏住施术部位，拇指与食指做相反方向主动运动，稍用力做较快速的捏、揉捻动，如捻线状（图3-23）。

【注意事项】

（1）捻法操作时以揉动为主，搓动为辅。

（2）捻动动作要柔和有力、灵活连贯；捻动的速度宜稍快，而在施术部位上的移动宜缓慢。

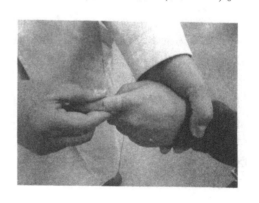

图3-23 捻法

【临床应用】

本法主要适用于四肢小关节，具有理筋通络的作用。临床常配合其他手法用于指（趾）关节疼痛、肿胀或屈伸不利等病症的治疗。

十四、拍法

用虚掌有节奏地拍打体表，称拍法。

【动作要领】

五指并拢，掌指关节微屈，使掌心空虚。腕部放松，前臂主动运动，上下挥臂平稳而有节奏地用虚掌拍击施术部位。拍法可单手操作，亦可双手同时操作（图3-24）。

【注意事项】

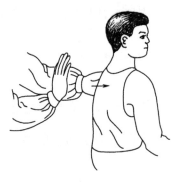

（1）拍打时要使掌、指周边同时接触施术部位，使掌内空气压缩形成较清脆的震空声。

（2）腕关节要放松，上下挥臂时，力量通过放松的腕关节，传递到掌部，使刚劲化为柔和。拍打后虚掌应迅速提起，不要在拍打部位停顿，用力宜先轻后重。

图3-24 拍法

（3）两手操作时，应有节奏地交替拍打。

【临床应用】

本法主要适用于肩背、腰骶及下肢部，具有消除疲劳、解痉止痛、活血通络等作用。临床上常用于治疗慢性劳损、急性损伤、腰椎间盘突出症等病症。

拍法常作为推拿结束手法使用，也是保健推拿常用手法之一。

十五、击法

用拳背、掌根、掌侧小鱼际、指尖或桑枝棒击打体表一定部位，称为击法。

【动作要领】

（一）拳击法

手握空拳，肘关节屈曲，腕关节微屈，前臂主动施力，用拳背节律性平击施术部位（图 3-25）。

（二）掌击法

手指自然松开，腕关节略背伸。前臂主动施力，用掌根节律性击打施术部位（图 3-26）。

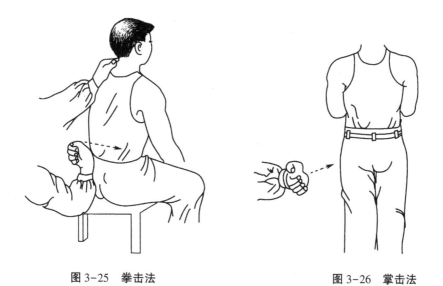

图 3-25　拳击法　　　　　　　　　图 3-26　掌击法

（三）侧击法

掌指部伸直，腕关节略背伸，前臂主动运动，用小鱼际部节律性击打施术部位（图3-27）。

（四）指尖击法

手指半屈，腕关节放松。前臂主动运动，以指端节律性击打施术部位（图3-28）。

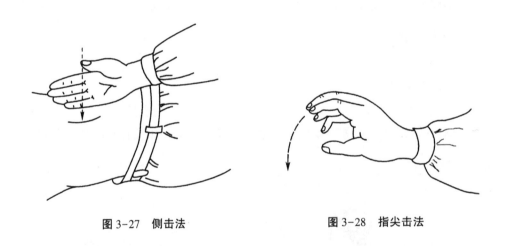

图3-27 侧击法　　　　　　　　　图3-28 指尖击法

（五）棒击法

手握桑枝棒一端，前臂主动运动，用棒体节律性击打施术部位（图3-29）。

【注意事项】

（1）击打时，要含力蓄劲、收发自如，力量由轻到重，适可而止，动作

要连续而有节奏，快慢适中。当击打
至胸背部时，宜嘱患者张口呼吸。

（2）击打时要有反弹感，当一触
及受术部位后即迅速弹起，不可停顿
或拖拉。

（3）棒击时，棒体与施术部位面
接近平行，不宜形成角度。为防止给
受术者产生突然击打感，棒击前应给
以"信棒"。

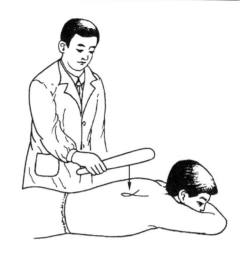

图 3-29　棒击法

（4）本法在应用时，要根据患者
体质、耐受力等具体情况审慎使用。对久病体虚、年老体弱者慎用。

【临床应用】

拳击法适用于腰骶部；掌击法适用于腰骶及下肢肌肉丰厚处；侧击法适
用于肩背、四肢部；指击法适用于头部；棒击法适用于背腰、下肢部。本法
具有舒筋通络、调和气血、缓解痉挛、祛瘀止痛、兴奋元阳等作用。临床主
要用于颈、腰椎疾患引起的脊背疼痛、肢体酸痛麻木，头痛，风湿痹痛，肌
肉萎缩等病症治疗。

击法也是保健推拿常用手法之一。

十六、抖法

用双手或单手握住受术者肢体远端，用力做缓缓的、连续不断的、小幅
度的上下抖动，称为抖法。

本法适用于四肢部及腰部，但以上肢最为常用。

【动作要领】

(一) 抖上肢法

受术者取坐位或站立位，肩臂部放松。术者站在其前外侧，取马步势，身体略为前倾。沉肩、垂肘，肘关节屈曲约50°，腕部自然伸直，术者用双手握住受术者腕部，慢慢将被抖动的上肢向前外方抬起至60°左右，然后两前臂微用力做连续的小幅度的上下抖动，使抖动所产生的抖动波似波浪般地传递到肩部（图3-30）。

(二) 抖下肢法

受术者仰卧位，下肢放松。术者站立其足端，准备姿势同抖上肢，用双手握住受术者足踝部，将下肢抬起，离开床面约30cm，然后上、前臂部同时施力，做连续的小幅度的上下抖动，使其下肢及髋部有舒松感（图3-31）。

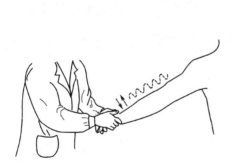

图3-30　抖上肢法

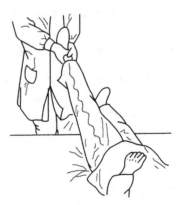

图3-31　抖下肢法

【注意事项】

（1）抖法操作时，被抖动的肢体要自然伸直，并嘱受术者放松患肢，操作者不可屏气，抖动的幅度要由小缓慢增大，频率要快，抖动所产生的抖动波应从肢体远端传向近端。

（2）受术者肩、肘、腕有习惯性脱位者禁用此法。

【临床应用】

本法具有调和气血、舒筋活络、放松肌肉、滑利关节等作用。临床常作为肩周炎、颈椎病、髋部伤筋、腰椎间盘突出症等病症的辅助治疗手法。

十七、振法

以掌或指为着力部，在人体某一部位或穴位上做连续不断的振动，称为振法。

根据着力部不同，分为掌振法和指振法两种。

【动作要领】

指振法以中指指面着力，食指置于中指背面；掌振法以手掌面着力。

术者沉肩、垂肘，肘关节微屈曲，腕部放松，以中指指面或手掌面置于施术部位或穴位上，注意力集中于掌或指部，前臂和手部的肌肉做强有力的静止性发力，产生快速而强烈的振动，使受术部位或穴位产生温热感或疏松感（图3-32）。

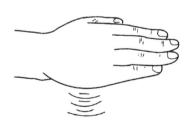

图 3-32　振法

【注意事项】

（1）操作时手掌或手指轻按于施术部位，注意力高度集中于手掌或指部，在意念和静止力的结合下，前臂和手部肌肉收缩形成振动。不可故意摆动，也不要向受术部位施压。

（2）操作中，术者其他部位要尽量放松，呼吸自然，不可屏气发力。

（3）振动的幅度要小，频率要快，振动时不可断断续续。

【临床应用】

指振法适用于全身各部穴位；掌振法多用于胸腹部。本法具有镇静安神、行气活血，温中散寒、消食导滞，宽胸理气，止咳平喘，舒筋通络、祛瘀消积等作用。临床主要用于头痛、失眠、胃下垂、胃脘痛、咳嗽、气喘、月经不调等病症的治疗。

第二节　运动关节类手法

术者对受术者的关节做摇转、扳动或拔伸等被动活动的一类手法，称之为运动关节类手法。这类手法主要包括摇法、扳法和拔伸法。

一、摇法

用一手握住或扶住关节近端肢体，另一手握住关节远端肢体，做缓和回旋转动的一种手法，称为摇法。

本法因施术部位不同，动作要领、名称各异，下面按部位进行动作要领的介绍。

【动作要领】

（一）颈项部摇法

受术者取坐位，颈项部放松。术者立于其背后或侧后方，以一手扶按其头顶后部，另一手托扶于下颌部，两手臂协调运动，以相反的方向施力缓缓地使头颈部按顺时针或逆时针方向进行环形摇转，可反复摇转数次（图3-33）。

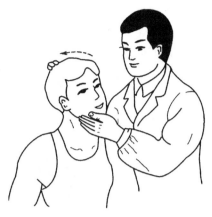

图3-33　颈项部摇法

（二）肩关节摇法

1. 握手摇肩法

受术者取坐位，肩关节放松，术者位于其侧方，以一手扶住其肩关节上部，另一手握住腕部，做肩关节顺时针或逆时针方向的环转摇动为握手摇肩法（图3-34）。

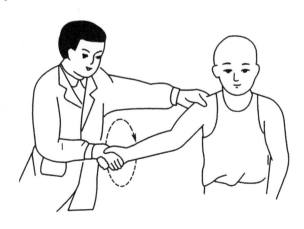

图3-34　握手摇肩法

2. 托肘摇肩法

准备势同上，术者一手扶住受术者肩关节上部，另一手托其肘部，使其前臂放在术者前臂上，做肩关节顺时针或逆时针方向的环转摇动为托肘摇肩法（图3-35）。

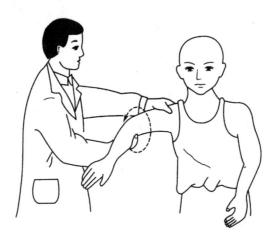

图 3-35　托肘摇肩法

3. 大幅度摇肩法

术者两掌相对，夹持住受术者上肢的腕部，牵伸并抬高其上肢至其前外方约45°时，将其上肢慢慢向前外上方托起。位于下方的一手逐渐翻掌，当上举到位时，即可虎口向下握住其腕部；另一手随其上举之势由腕部沿前臂滑移至肩关节上部。两手再协同用力，即按于肩部的一手将肩关节略向下按并固定，握腕一手则略上提，使肩关节伸展。随即握腕一手握腕摇向后下方，经下方复于原位，此时扶按肩部手已随势沿上臂、前臂滑落于腕部，呈动作初始时两掌夹持腕部状，为大幅度摇肩法（图3-36）。

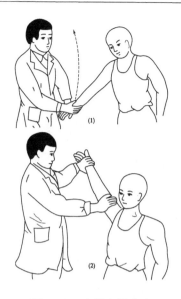

图 3-36 大幅度摇肩法

（三）腕关节摇法

受术者取坐位，掌心朝下。术者双手合握其上掌，以两手拇指扶按于腕背侧，余指端扣于大小鱼际部，两手协同用力，再微拔伸下做腕关节顺时针或逆时针方向摇转运动（图 3-37）。

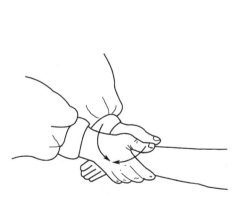

图 3-37 腕关节摇法

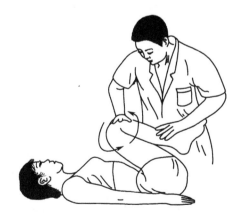

图 3-38 仰卧位摇腰法

（四）腰部摇法

1. 仰卧位摇腰法

受术者取仰卧位，两下肢并拢，屈髋屈膝。术者双手分按其两膝部或一手按膝，另一手按于足踝部，协调用力，做顺时针或逆时针方向的摇转运动（图3-38）。

2. 俯卧位摇腰法

受术者取俯卧位，两下肢伸直。术者一手按压其腰部，另一手托住其双下肢膝关节上方，协调用力，做顺时针或逆时针方向的摇转（图3-39）。

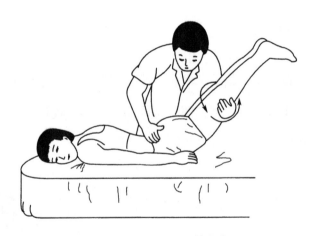

图 3-39　俯卧位摇腰法

（五）髋关节摇法

受术者取仰卧位，一侧屈髋屈膝。术者一手按其膝部，另一手握其足踝部或足跟部，将其髋、膝屈曲的角度均调整到90°左右，双手协同用力，做髋关节顺时针或逆时针方向的摇转运动（图3-40）。

（六）踝关节摇法

受术者取仰卧位，下肢自然伸直。术者取坐位于其足端，用一手托住足跟，另一手握住足趾部，在稍用力拔伸的情况下做环转摇动（图3-41）。

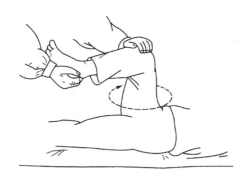
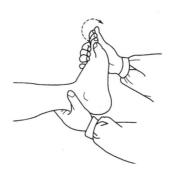

图3-40　髋关节摇法　　　　　　　　图3-41　踝关节摇法

【注意事项】

（1）被摇的关节要放松，运摇的力量应直接作用于被摇关节。摇转的方向可顺时针，亦可逆时针，一般以顺、逆方向各半为宜。

（2）摇转的幅度应控制在人体生理活动范围内进行，力量由轻到重，幅度由小到大，速度由慢到快，做到因势利导、适可而止，切忌使用暴力。

（3）对习惯性关节脱位及椎动脉型、脊髓型颈椎病、颈部外伤、颈椎骨折等病症应慎用或禁用摇法。

【临床应用】

本法适于全身各关节部，具有舒筋活血、松解粘连、滑利关节等作用，临床主要适用于各种软组织损伤及运动功能障碍等病症的治疗。

摇法也是保健推拿的常用手法之一。

二、扳法

用两手分别固定关节的远、近端或肢体的一定部位，做相反方向或同一方向的用力扳动的一种手法，称为扳法。

本法因施术部位不同，动作要领、名称各异，下面按部位进行动作要领的介绍。

【动作要领】

(一) 颈项部扳法

1. 颈项部斜扳法

受术者取坐位，颈项部放松，头颈略前倾。术者位于其侧后方，以一手扶头顶后部，另一手扶托其下颌部，两手协同用力使其头部向侧方旋转，当旋转至最大限度时，随即做突然的、稍大幅度的快速扳动，常可听到"喀"的弹响声，之后可按同法向另一侧扳动（图 3-42）。

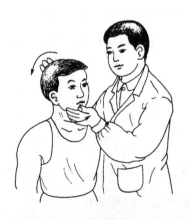
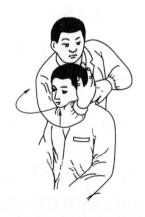

图 3-42　颈项部斜扳法　　　图 3-43　颈项部旋转定位扳法

2. 颈项部旋转定位扳法

受术者取坐位或低坐位，颈部放松，术者位于其侧后方。术者以一手拇指顶按其病变颈椎棘突旁，另一手以肘弯部托住其下颌。肘臂部协调用力，缓慢地将颈椎向上拔伸。同时使受术者头部向患侧旋转，当旋转到最大限度的位置时，随即做一突然的、稍大幅度的快速扳动，而顶住棘突的拇指同时施力推按。此时常可听到"喀"的弹响声，拇指下亦有棘突跳动感，表明手法复位成功（图3-43）。

（二）胸背部扳法

1. 扩胸牵引扳法

受术者取坐位，两手十指交叉扣住并抱于枕后部。术者位于其后方，以一侧膝关节抵住其背部病变处，两手分别握扶住受术者的两肘部。嘱受术者做前俯后仰运动，并配合深呼吸。如此活动数遍，待患者身体后仰至最大限度时，术者将其肘部向后方突然拉动，与此同时膝部向前顶抵，常可听到"喀"的弹响声（图3-44）。

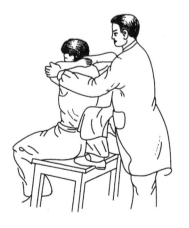 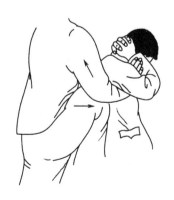

图 3-44　扩胸牵引扳法　　　　　图 3-45　胸椎对抗复位法

2. 胸椎对抗复位法

受术者取坐位，两手交叉扣住并抱于枕后部。术者位于其后方，两手臂自其两腋下伸入，并握住其两前臂下段，一侧膝部顶压住病变胸椎处。握住前臂的两手用力下压，而两前臂则用力上抬，将其脊柱向上、向后牵引，顶压患椎的膝部也同时向前、向下用力，与前臂的上抬形成对抗牵引。持续牵引片刻后，两手、两臂与膝部协同用力，做一突然的、稍大幅度的快速扳动，常可听到"喀"的弹响声（图 3-45）。

（三）腰部扳法

1. 腰部斜扳法

受术者取侧卧位，近床面的下肢自然伸直，上面的下肢屈髋屈膝。术者面向受术者站立，以一手或肘抵住其肩前部，另一肘或手按于臀部。两手、肘协同用力，先做数次扭转活动以放松腰部，当腰部扭转至最大限度有明显阻力时，随即做一突然的、稍大幅度的快速扳动（推肩，压臀），常可听到"喀"的弹响声（图 3-46）。

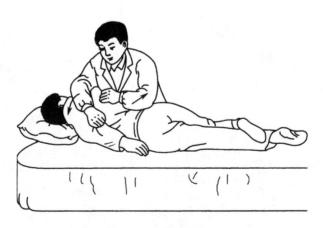

图 3-46　腰部斜扳法

2. 腰部旋转复位法

受术者取坐位，腰部放松，两臂自然下垂。以右侧为患侧为例。助手位于受术者左前方，用两下肢夹住受术者左小腿部，双手按压于受术者左大腿部以固定左侧肢体。无助手亦可令受术者双腿夹住按摩床床脚部，术者位于受术者右后方，以左手拇指端或螺纹面顶按于腰椎偏歪的棘突侧方，右手臂从患者右腋下穿过，并以右掌按于对侧颈肩部。嘱患者向前做弯腰活动至最大限度后，再向右侧侧屈至一定幅度有阻力时，两手协同用力，术者按于颈肩部的手压肩部，同时肘部上抬（即抬肩压肘），按于棘突旁的拇指同时推按棘突，常可听到"喀"的弹响声（图3-47）。

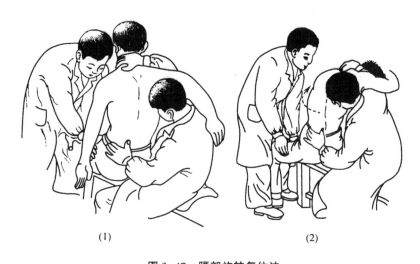

(1)　　　　　　　　　(2)

图3-47　腰部旋转复位法

3. 直腰旋转扳法

受术者取坐位，两下肢分开，与肩同宽，腰部放松。以向右侧旋转扳动为例。术者位于受术者的左侧后方，以两下肢夹住患者的左下肢以固定。术者左手抵住受术者左肩后部，右臂从受术者右腋下伸入并以右手抵住肩前部。然后两手协调用力，以左手前推受术者左肩后部，右手向后拉其右肩，且右臂部同时施以上提之力，至最大限度时，随即做一突然的稍大幅度的快速扳动，常可听到"喀"的弹响声（图 3-48）。

4. 腰部后伸扳法

受术者取俯卧位，两下肢并拢。术者一手按压于受术者腰部，另一手臂托抱住其两下肢膝关节上方并缓缓上抬，使其腰部后伸。当后伸至最大限度时，两手协同用力，做一增大幅度的下按腰部与上抬下肢的相反方向的用力扳动（图 3-49）。

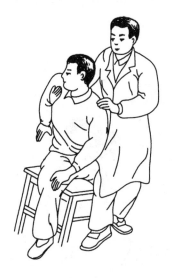

图 3-48　直腰旋转扳法

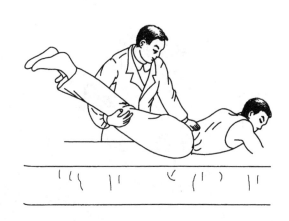

图 3-49　腰部后伸扳法

（四）肩关节扳法

1. 肩关节前屈扳法

受术者取坐位，患侧肩关节前屈 30° ~ 50°。术者半蹲于患肩前外侧，以两手自前后方向将其患肩锁紧、扣住，患侧上臂置于术者内侧的前臂上。手臂部协调用力，将其患臂缓缓上抬，至肩关节前屈至最大限度时，做增大幅度的快速扳动。

2. 肩关节外展扳法

受术者取坐位，患侧手臂外展45°左右。术者半蹲于患肩的外侧，将患侧上臂的肘关节上部置于一侧肩上，以两手从前后方向将患肩扣住、锁紧。然后术者缓缓立起，使受术者肩关节外展，至有阻力时，略停片刻，双手与肩部协同施力，做一肩关节外展位增大幅度的快速扳动，如粘连得到分解，可听到"嘶嘶"声或"咯咯"声（图3-50）。

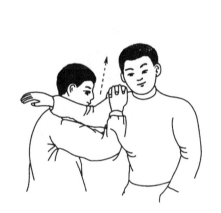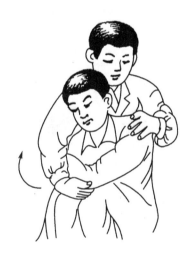

图 3-50　肩关节外展扳法　　　　　图 3-51　肩关节内收扳法

3. 肩关节内收扳法

受术者取坐位，患侧上肢屈肘置于胸前，手搭扶于对侧肩部。术者立于其身体后侧，以一手扶按于患侧肩部以固定，另一手托握受术者肘部并缓慢向对侧胸前上托，至最大限度时，做一增大幅度的快速扳动（图3-51）。

4. 肩关节旋内扳法

受术者取坐位，患侧上肢的手与前臂置于腰部后侧。术者立于患侧的侧后方。以一手扶按其患侧肩部以固定，另一手握住其腕部将患肢前臂沿其腰背部缓缓上抬，以使其肩关节逐渐内旋，至最大限度时，随即做一较快速的小幅度的上抬其前臂动作，以使其肩关节旋转至极限。如有粘连分解时，可听到"嘶嘶"声（图3-52）。

5. 肩关节上举扳法

受术者取坐位，两臂自然下垂。术者立于受术者身体后方，一手托握住患肩侧上臂下段，并自前屈位或外展位缓缓向上抬起至120°～140°时，另一手握住其前臂近腕关节处。两手协同用力，向上逐渐拔伸牵引，至最大限度时，随即做一较快速的小幅度的向上拉扳（图3-53）。

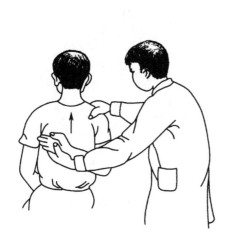 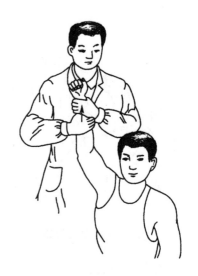

图 3-52　肩关节旋内扳法　　　　　　图 3-53　肩关节上举扳法

【注意事项】

（1）扳法操作时，应因势利导，不可逾越各关节的正常生理活动范围；更不可使用暴力及蛮力，以免造成不良后果。

（2）扳法操作要分阶段进行。第一步是通过做关节小范围的活动或摇动使关节放松；第二步是将关节极度地伸展或屈曲、旋转，使其达到明显的阻力位；在保持阻力位的基础上，再实施第三步扳法。

①在实施扳动时，所施之力需用"巧力寸劲"。"巧力"即指手法的技巧力，需经过长期的练习和实践才能获得；"寸劲"即指短促之力，所施之力比较快速，且能充分地控制扳动幅度，作用得快，消失得也迅速，做到中病即止。

②扳动时不可强求关节弹响，若反复扳动，易使关节紧张度增大，有可能造成不良后果。

③诊断不明的脊柱外伤及老年人伴有较严重的骨质增生、骨质疏松、骨关节结核、骨肿瘤者禁用扳法。

【临床应用】

本法适于全身各关节部，具有舒筋通络、理筋整复、松解粘连、滑利关节等作用。临床常用于颈椎病、落枕、肩周炎、腰椎间盘突出症、脊椎小关节紊乱等病症的治疗。

三、拔伸法

用两手分别握住肢体的远近端，做相反方向的用力牵拉；或利用肢体自身的重量做反牵拉力，两手握住肢体远端，向上或向前牵拉，利用对抗的力量使关节或半关节得到伸展的一种手法，称为拔伸法。

【动作要领】

(一) 颈椎拔伸法

1. 掌托拔伸法

受术者取坐位，术者站于其后方，以双手拇指端和螺纹面分别顶按受术者枕骨下方两侧的风池穴处，两掌分置于两侧下颌部以托夹助力。然后掌指及臂部同时协调用力，拇指上顶、双掌上托，缓慢地持续向上拔伸 1~2 分钟，以使颈椎在较短时间内得到持续牵引 (图 3-54)。

2. 肘托拔伸法

受术者取坐位，术者站于其后方。一手扶其枕后以固定助力，另一侧上肢的肘弯部托住其下颌部，手掌侧扶住对侧头部以加强固定。托住其下颌部的肘臂与扶枕后部一手协同用力，缓慢地持续向上拔伸 1 分钟，使颈椎在较短时间内得到持续的牵引 (图 3-55)。

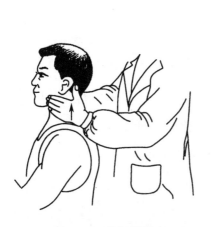

图 3-54　掌托拔伸法

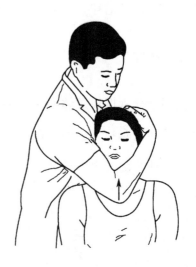

图 3-55　肘托拔伸法

（二）肩关节拔伸法

1. 肩关节上举拔伸法

受术者取低坐位，术者立于其身后。一手托住患肩侧上臂下段，并自前屈位或外展位将其手臂缓慢抬起，另一手握住其前臂近腕关节处，同时握上臂一手上移。两手协同用力，向上进行缓慢、持续的牵拉。

2. 肩关节对抗拔伸法

受术者取坐位，术者立于患侧，并以两手分别握住受术者的腕部和肘部，于肩关节外展位逐渐用力牵拉。同时嘱患者身体向另一侧倾斜，或请助手协助固定其身体上半部，与牵拉之力相对抗，持续拔伸 1~2 分钟（图 3-56）。

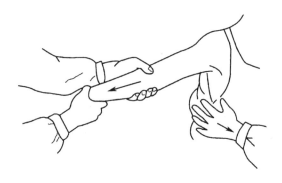

图 3-56　肩关节对抗拔伸法

（三）腕关节拔伸法

受术者取坐位，术者立于其侧方。一手握住受术者前臂中端，另一手握住受术者手掌部。双手同时反方向用力，缓慢持续地进行拔伸（图 3-57）。

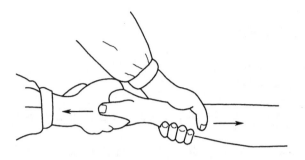

图 3-57　腕关节拔伸法

（四）指间关节拔伸法

术者以一手握住受术者腕部，另一手捏住患指末节，两手同时用力，做相反方向持续拔伸（图 3-58）。

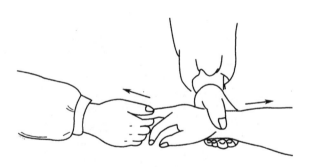

图 3-58　指间关节拔伸法

（五）腰部拔伸法

受术者俯卧，以双手抓住床头。术者立于受术者足端，两手分别握住其两踝部，两手同时用力，向下逐渐用力持续牵引（图 3-59）。

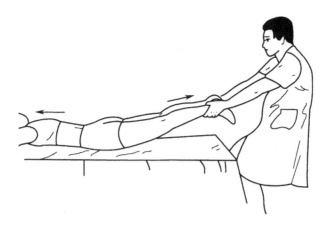

图 3-59　腰部拔伸法

（六）踝关节拔伸法

受术者仰卧位，术者以一手握住其患侧的小腿下段，另一手握住其足掌前部。两手协同用力，向相反方向牵拉拔伸。或术者一手托握受术者的足跟部，一手拇指和余四指分握其足之掌背部，利用受术者自身的重量做反牵拉力，双手同时用力向下持续牵拉。在拔伸过程中，可配合进行踝关节的屈伸活动（图 3-60）。

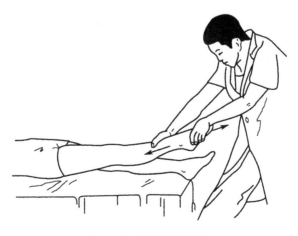

图 3-60　踝关节拔伸法

【注意事项】

（1）拔伸力量宜由小到大，不可用猛力、蛮力拔伸，以免造成牵拉损伤。

（2）拔伸动作要稳而缓，用力要均匀而持续，当拔伸到一定程度后，需要一个稳定、持续的牵引力。

（3）拔伸方向和力量根据患者的关节生理活动范围或耐受程度而定。

【临床应用】

本法主要适用于全身各关节部，具有舒筋活血、理筋整复、松解粘连、滑利关节等作用。临床主要用于软组织损伤、骨折及关节脱位等病症的治疗。

第四章　骨伤科病症

第一节　颈椎病

颈椎病是指颈椎间盘退行性变及其继发病理性改变，直接或间接刺激、压迫颈部的脊神经根、脊髓、椎动脉及交感神经等组织结构，引起相应的临床症状。根据本病的临床表现，通常将其分为颈型、神经根型、脊髓型、椎动脉型、交感神经型和混合型颈椎病。

【病因病机】

颈椎位于头部、胸部与上肢之间，又是脊柱椎骨中体积最小，但灵活性最大、活动频率最高、负重较大的节段，由于承受各种负荷、劳损，甚至外伤，所以易发生退行性变。

颈椎退行性变及其继发性改变是颈椎病的发病基础。颈椎病的病理学改变及临床特点如下。

（一）颈型颈椎病

颈椎处于退行性变的早期阶段，可有纤维环的部分损伤、椎间盘组织的轻度膨出以及椎骨骨质轻度增生。此阶段的病理改变虽然尚未对神经、血管等组织产生实质性压迫，但可刺激分布于其间的椎窦神经，导致相应肌肉处于持续紧张状态，出现该区域的肌紧张性疼痛。由于颈椎稳定性下降，在日常生活中易造成椎旁软组织损伤和颈椎活动节段错位。

（二）神经根型颈椎病

可见钩椎关节增生、关节突骨赘形成，并与损伤肿胀的软组织共同形成混合性突出物。脊神经根受到机械压迫和化学刺激的双重伤害，产生典型的放射性神经痛。颈椎椎骨错缝与神经根的伤害可存在直接的因果关系，错位椎骨使一侧椎间孔的上下径变窄而进一步加剧放射性神经痛症状。

（三）脊髓型颈椎病

可见椎间盘膨出、椎体后缘骨赘形成、椎体向后下滑移、黄韧带增厚、椎管内软组织肿胀并共同形成混合性突出物。脊髓受到压迫，出现下肢无力、步态不稳、肌张力增高、腱反射亢进及病理反射呈阳性等症状和体征。

（四）椎动脉型颈椎病

可见椎体后外缘和钩突的骨质增生，椎动脉受压而导致椎动脉长期供血不足或椎动脉供血短暂性阻断；或由于上位颈椎错位使骨性横突孔组成的非连续性管道发生扭转而引起椎动脉扭曲；或因椎动脉的交感神经丛受刺激，引起动脉终末支痉挛，导致脑干、小脑、大脑枕叶等椎动脉供血区缺血，出现慢性持续性眩晕或发作性剧烈眩晕为主的临床症状。

（五）交感神经型颈椎病

可见椎体骨质增生的骨赘、痉挛的椎前肌群及炎症介质刺激颈交感神经纤维，引起交感神经紧张性的异常增高或抑制，出现相应区域内腺体、血管、内脏功能活动的失调性临床症状。

（六）混合型颈椎病

混合型颈椎病患者具有上述五型临床病症中的两型或两型以上，通常以其中一型为主，伴有其他型的部分表现。中医学认为，本病与劳损、肝肾亏虚、风寒侵袭、经筋脉络失和等有关，属于中医学"搏证""眩晕""痿证"等范畴。

【诊断】

颈椎病的诊断，主要依据临床症状、体格检查和 X 线等辅助检查结果。

（一）颈型颈椎病

（1）颈项部出现肌紧张性疼痛，或反复出现"落枕"现象。

（2）颈部容易感到疲劳，部分患者肩胛骨内上角和内侧缘常有酸胀疼痛感。

（3）颈夹肌、半棘肌、斜方肌等肌张力增高或有压痛；颈部前屈、旋转幅度减小。

（4）神经系统检查时，没有发现明确的定位体征。

（5）X 线平片可见骨质增生等退行性变征象。

（二）神经根型颈椎病

（1）有颈型颈椎病的部分症状和体征。

（2）颈、肩和上肢的放射性疼痛，临床上往往呈现急性发作或慢性疼痛急剧加重的特点。

（3）受压神经根支配区的皮肤痛觉过敏或减退、肌力减弱。

（4）颈椎向患侧的旋转和侧屈活动明显受限，并可导致放射性神经痛加重。

（5）臂丛神经牵拉试验、叩顶试验和椎间孔挤压试验呈阳性反应，有时可见患肢肱二头肌或肱三头肌腱反射减弱。

（6）X线平片可见椎间孔狭小，与受害神经相对应的活动节段存在退行性变征象。

（三）脊髓型颈椎病

（1）有颈型颈椎病的部分症状和体征。

（2）双下肢呈现波浪性、进行性的麻木和运动障碍。患者感觉下肢无力、步态不稳、步态笨拙和"脚踩棉花"样感觉。

（3）上肢症状不典型，主要是沉重无力，神经根性疼痛并不多见。

（4）一般有痛、温觉感觉障碍，而触觉正常或轻度障碍；感觉障碍往往呈下肢较重而躯干较轻的不平衡现象。

（5）体检见下肢肌张力增高、肌力减退，膝、踝反射亢进，可见髌阵挛和踝阵挛，巴宾斯基征、霍夫曼征等呈阳性。

（6）X线检查可见椎体后缘有明显的骨赘和（或）椎体沿关节突斜面向后下方的滑脱，要确定是否存在颈部脊髓的机械性压迫需进行CT或磁共振成像（MRI）检查。

（四）椎动脉型颈椎病

（1）有颈型颈椎病的部分症状和体征。

（2）慢性持续性眩晕或发作性剧烈眩晕是本型颈椎病的主要症状，且眩晕等椎动脉供血不足症状，常与头、颈的位置有关。

（3）常可伴有精神萎靡、乏力、嗜睡、耳鸣、耳聋、视力降低等症状。

（4）经颅彩色多普勒提示椎动脉血流减少征象，对椎动脉型颈椎病具有特殊的诊断意义。

（5）椎动脉造影对本型颈椎病有积极的指导意义。

（五）交感神经型颈椎病

（1）有颈型颈椎病的部分症状和体征。

（2）慢性头痛是本型颈椎病的主要症状，头痛常常呈持续性，部位主要是在眼窝和眉弓处。

（3）交感神经紧张性异常，累及内脏器官时可出现眼珠疼痛，或恶心、呕吐，或咽喉不适、干渴和异物感，或嗳气，或胸前区憋闷、心悸怔忡等症状，少数患者可引起血压升高。

（4）如患者出现“类冠心病综合征”时，心电图提示窦性心律不齐、室性期前收缩、阵发性心动过速等异常心电活动。

（5）X线平片可见椎体骨质增生或骨赘形成等颈椎退行性变征象。

【鉴别诊断】

临床上诊断颈椎病时，常需与有相似症状的疾病，以及骨折、脱位、结核和肿瘤等鉴别。其中，颈型颈椎病常需与落枕、寰枢关节半脱位、项背肌筋膜炎等鉴别；神经根型颈椎病常需与胸廓出口综合征、颈椎间盘突出症等鉴别；脊髓型颈椎病常需与颈椎间盘突出症、脊髓肿瘤、脊髓损伤等鉴别；椎动脉型颈椎病常需与贫血、高血压、梅尼埃病等鉴别；交感神经型颈椎病常需与眼球屈光不正、咽喉炎、冠心病等鉴别。

（一）寰枢关节半脱位

包括因咽喉部炎症所致的自发性寰枢关节半脱位和外伤后寰枢关节脱位治疗不当所致的外伤性寰枢关节半脱位。本病可见头后枕及颈部疼痛，以胀痛多见，伴颈椎屈伸等活动障碍；X线的侧位和张口位平片提示寰枢关节解剖位置异常。

（二）项背肌筋膜炎

又称项背纤维织炎或肌肉风湿症，指筋膜、肌肉、肌腱和韧带等软组织的无菌性炎症。本病可见项背部斜方肌、菱形肌僵硬和疼痛，并与寒冷和劳累关系密切；局部肌张力增高，广泛压痛，常触及皮下肌筋膜小结，并引发明显疼痛和背部、肩胛部的牵掣样痛。

（三）胸廓出口综合征

包括颈肋综合征、前斜角肌综合征、肋锁综合征、过度外展综合征等。胸廓出口综合征是指臂丛神经和锁骨下动、静脉在胸腔出口部和胸小肌喙突附着部受压所引起的综合征。可因颈肋和前斜角肌附着部肥大、前中斜角肌先天性不分离等，致胸廓出口狭窄，臂丛神经和锁骨下动、静脉受到挤压而引起。临床常见单侧上肢的放射性疼痛、麻木或有寒凉感，并以患臂持重物或上举时症状加重为主，阿德森试验为阳性。若前中斜角肌局部紧张或痉挛，并存在压痛伴有上肢放射性疼痛，则为前斜角肌综合征；若X线平片可见第7颈椎横突过长或颈肋形成征象，结合症状即可明确诊断。

（四）颈椎间盘突出症

指颈椎间盘在发生退行性变的基础上，纤维环部分或完全断裂，髓核及纤维环突出，压迫脊髓或颈脊神经根，出现相应支配区域症状和体征的病症。多无明显外伤史，中青年多见；有下肢无力、步态不稳、步态笨拙和"脚踩棉花"样感觉等症状；有下肢肌张力增高、肌力减退、膝踝反射亢进，髌踝阵挛及病理反射呈阳性。X 线检查不见明显的骨质增生或骨赘形成等颈椎退行性变征象；CT 或 MRI 检查可见明显的椎间盘突出征象，并可明确突出的部位和程度。

（五）骨折和脱位

有明显外伤史，X 线检查即可明确诊断，必要时可做 CT 检查。

（六）结核

有结核病史，有低热、咳嗽、盗汗、贫血等症状，X 线检查可明确诊断。

（七）肿瘤

有肿瘤病史，有低热、贫血或身体虚弱等症状，X 线或 CT 或 MRI 检查可明确诊断。

【推拿治疗】

（一）目的

松解颈部肌肉，缓解肌肉紧张、痉挛，调整颈椎解剖生理功能，恢复颈椎动静力平衡。

（二）治则

舒筋活血，理筋整复。

（三）部位和穴位

部位以颈项部、枕后部、肩胛部、颈横突后结节等为主；穴位以风池、颈夹脊、天鼎、肩井、天宗、阿是等为主。

（四）手法

常选用一指禅推法、㨰法、推法、拿法、按揉法和拔伸法等。

（五）基本操作

患者坐位。

（1）在颈项部和肩背部施以一指禅推法、㨰法和按揉法等手法，重点刺激阿是、风池、颈夹脊、肩井、天宗等穴位，并配合头颈部小幅度的被动活动。

（2）当颈、肩、背部肌肉放松后，施以颈椎拔伸等调整手法，重点是颈椎处于适当的拔伸状态并适当地小幅度旋摇颈椎。

（3）在两侧风池穴、两侧颈夹脊穴和两侧肩井穴分别施以拿法，并沿风池穴、颈夹脊穴、肩井穴由上向下用指和掌于两侧顺势分推。

（六）辨证加减

1. 颈型颈椎病

颈和肩胛骨内上角或内侧缘的酸楚疼痛感、紧张牵拉感较明显者，在压痛的节段至肩胛部的疼痛、牵拉感处，施以拇指按揉法或一指禅推法，重点是阿是穴等敏感点的手法操作。

2. 神经根型颈椎病

上肢疼痛或麻木较明显者，沿上肢放射性神经痛路线，循手三阴、手三阳经取穴行推拿手法操作，重点是在能刺激到神经、血管或肌腱的敏感穴位处施以拇指按揉法或一指禅推法。对患侧上肢施以搓法和抖法。

3. 脊髓型颈椎病

慎用或不用基本操作中的颈椎调整手法。于颈肩和上下肢施以一指禅推法、按揉法、㨰法、推法和拿法等刺激性手法，重点是放松颈、肩和上肢肌肉并改善下肢肌肉痉挛。

4. 椎动脉型颈椎病

颈椎曲度异常或颈椎骨错缝较明显者，可适当强化颈部的松解手法和颈椎调整手法，重点是颈部后伸肌群松解和颈椎拔伸法操作，颈椎拔伸法可间隔一段时间重复使用。伴有精神萎靡、乏力、嗜睡、耳鸣、耳聋、视力降低等症状者，于两颞和前额为主的头面部施以一指禅推法、按揉法、推法和拿法等刺激性手法，重点是以轻快柔和的手法刺激太阳、睛明、攒竹、四白和风池等敏感穴，和开天门、分阴阳、拿头顶及颈项部手法的规范操作。颈部斜角肌肌群紧张（痉挛）者，重点在局部施以轻柔的一指禅推法、按揉法或拇指弹拨法，并配合颈部小幅度左右旋转和向对侧侧屈及后伸的被动活动。

钩椎关节退行性变明显者，在颈椎向对侧侧屈 5°~8°下于颈椎横突后结节处施以一指禅推法、按揉法或拇指弹拨法，重点是对敏感点的手法操作要轻快柔和而具有深透感。

5. 交感神经型颈椎病

在基本操作基础上，常于颈前气管两侧深部的椎前肌群，施以一指禅推法、按揉法或拇指弹拨法，并配合颈部后伸被动活动，重点是敏感点手法操作轻快、柔和并达到手法力的深透，使椎前肌群肌肉放松。慢性头痛明显者，自枕后沿足少阳胆经的路线至两侧的颞部和前额部，施以一指禅推法和按揉法，以及两眼眶内缘施以一指禅偏峰推法和点按法，重点是敏感点手法操作轻快、柔和及手法力的深透；伴视力降低者，于两眼眶内缘、沿眼眶呈"∞"字形及其周围施以一指禅偏峰推法、点按法和拿法，重点是对太阳穴、睛明穴、攒竹穴、四白穴和风池穴的手法操作；伴胸前区憋闷、心悸怔忡等"类冠心病综合征"者，沿前斜角肌、胸小肌、胸大肌及诸肋间隙，施以一指禅推法、按揉法或拇指弹拨法和掌擦法，重点是对敏感点手法操作要轻快、柔和，手法力深透，左侧胸壁擦法宜透热；伴慢性咽喉疼痛、异物感者，于气管两侧和舌骨体表投影部位施以一指禅推法和按揉法，重点是对敏感点手法操作并配合吞咽动作。

颈椎病选择推拿疗法时，临床对于颈痛、手麻、头晕眼花、步态不稳等临床表现的诊断不明确，或出现肌肉萎缩、头晕头痛剧烈及呕吐、共济失调、四肢瘫痪等严重病情时慎用推拿手法治疗。

【其他疗法】

（一）牵引治疗

颈椎牵引是治疗颈椎病常用且有效的方法。颈椎牵引有助于解除颈部肌肉痉挛，使肌肉放松，缓解疼痛；松解软组织粘连，牵伸挛缩的关节囊和韧带；改善或恢复颈椎的正常生理弯曲；增大椎间孔，解除神经根的刺激和压迫；拉大椎间隙，减轻椎间盘内压力；调整小关节的微细异常改变，使关节嵌顿的滑膜或关节突关节的错位得到复位。

颈椎牵引治疗时掌握牵引力的方向（角度）、重量和牵引时间三大要素，才能取得牵引的最佳治疗效果。

1. 牵引方式

常用枕颌布带牵引法，通常采用坐位牵引，但病情较重或不能坐位牵引时可用卧式牵引；可以采用连续牵引，也可用间歇牵引或两者相结合。

2. 牵引角度

一般按病变部位而定，如病变主要在上颈段，牵引角度宜采用 $0°\sim10°$，如病变主要在下颈段，牵引角度应稍前倾，可在 $15°\sim30°$ 之间，同时注意结合患者舒适度来调整角度。

3. 牵引重量

间歇牵引的重量可以其自身体重的 $10\%\sim20\%$ 确定，持续牵引则应适当减轻。一般初始重量较轻，如从 6kg 开始，以后逐渐增加。

4. 牵引时间

牵引时间以连续牵引 20 分钟，间歇牵引 $20\sim30$ 分钟为宜，每天 1 次，

10~15 天为一疗程。

5. 注意事项

应充分考虑个体差异，年老体弱者宜牵引重量轻些，牵引时间短些，年轻力壮则可牵引重量重些、时间长些；牵引过程要注意观察、询问患者的反应，如有不适或症状加重者应立即停止牵引，查找原因并调整、更改治疗方案。

6. 禁忌证

牵引后有明显不适或症状加重，经调整牵引参数后仍无改善者；脊髓受压明显、节段不稳严重者；年迈椎骨关节退行性变严重、椎管明显狭窄、韧带及关节囊钙化骨化严重者。

（二）理疗

如中药热敷、红外线辐射治疗等效果更佳。

（三）手术治疗

颈椎病病情严重、反复发作，并影响正常工作的患者，建议手术治疗；保守治疗至少 2~6 周仍不减轻，或上下肢无力、萎缩仍有发展趋势者，建议手术治疗。

【预防与调摄】

（1）颈椎病患者平时宜行"仰头抬臂"等颈后伸肌群的功能锻炼，使颈部应力失调得以纠正、平衡，保持颈椎稳定。

（2）纠正平时的不良习惯姿势，如长时间低头或半卧位看书、看电视等。

（3）用枕合理，不宜高枕，也不宜不用枕，枕的高度以适宜于颈椎生理弧度并感柔软舒适为佳。

（4）注意颈肩部保暖。

第二节　急性腰扭伤

急性腰扭伤是指腰骶、骶髂及腰背两侧的肌肉、筋膜、韧带、关节囊及滑膜等软组织的急性损伤，从而引起以腰部疼痛及活动功能障碍为主要表现的临床常见病症。本病俗称"闪腰""岔气"，是临床上腰痛疾病中最常见的一种。青壮年体力劳动者、长期从事弯腰工作及平时缺乏锻炼者易患此病。本病如治疗及时，手法运用得当，疗效极佳；若治疗不当或失治，可导致损伤加重或转变成慢性腰痛。

【病因病机】

腰部脊柱是一根独立的支柱，无其他骨性结构的保护，其前方为松软的腹腔，附近只有一些肌肉、韧带和筋膜，且腰骶部负荷较重，约承担人体1/2 的重力，活动亦较多，因此常易使腰骶部发生扭转牵拉性损伤。本病多因猝然感受暴力，或腰部的活动姿势不正确、用力不当或搬运抬扛重物时配合不协调，或跌仆闪挫使腰部肌肉、韧带受到强烈的牵拉、扭转等导致腰部受伤。其损伤常为软组织撕裂性损伤，且常牵拉小关节使其解剖位置发生改变。临床上急性腰扭伤多发于腰骶、骶髂关节和腰背两侧的骶棘肌。

本病属于中医学"伤筋""腰痛""椎骨错缝"等范畴。

【诊断】

(一) 病史

急性腰扭伤一般有明显的腰部扭伤史,部分患者虽无明显的外伤史,但有突然改变体位或搬物等病史。临床以腰痛剧烈、腰活动受限为诊断依据。

(二) 腰部疼痛

腰部疼痛部位局限且呈持续性,患者多能准确指出疼痛部位。轻者在损伤当时腰部疼痛并不剧烈,且能继续工作,数小时或次日起床腰痛才加重并伴有活动受限。损伤重者当时即出现腰部剧烈疼痛症状,腰部不能活动,坐、卧、转侧、翻身均有困难,甚至不能起床,深呼吸、咳嗽、喷嚏或用力排便均可使腰痛加剧。

(三) 局部压痛

多数患者在损伤早期,其腰骶部、骶髂部及肾俞穴附近有明显的压痛点,一般较局限和固定。肌肉痉挛多位于骶棘肌、臀大肌等处;脊柱侧弯一般是向患侧侧弯。

(四) 特殊检查

直腿抬高试验及骨盆旋转试验阳性。

【鉴别诊断】

除急性腰扭伤外,腰椎间盘突出症、腰椎管狭窄症、腰肌劳损和退行性脊柱炎等都有不同程度的腰部疼痛并伴有压痛、肌肉痉挛、脊柱侧弯和活动受限等，其病因、累及部位和临床表现虽有共同点，但亦各有其不同点，只有明确腰部疾病的不同特点，才有利于推拿临床的鉴别诊断。

【推拿治疗】

急性腰扭伤选择推拿手法治疗，具有疗效好而疗程短的特点。

（一）目的

改善血液循环并促进损伤组织修复，缓解肌肉痉挛并调整关节紊乱。

（二）治则

舒筋活血，消肿止痛，理筋整复。

（三）部位和穴位

腰骶部；阿是、腰部夹脊、命门、肾俞、腰阳关、大肠俞等穴。

（四）手法

滚法、按揉法、弹拨法、点按点拨法、扳法和擦法等。

（五）基本操作

（1）先在腰骶部的患侧骶棘肌施以滚法和按揉法，重点是阿是穴及其周围、肾俞、大肠俞等；后在膀胱经线路上的骶棘肌施以上下往返数次、轻重交替平和的弹拨手法，以患者酸胀疼痛能忍耐为度；再在痛点或肌痉挛处以及腰部夹脊、命门、肾俞、腰阳关、大肠俞等处施以点按、点拨手法。

（2）分别在俯卧、侧卧和仰卧位下进行腰部小关节的调整手法：在俯卧位施以后伸扳法，侧卧位施以斜扳法，仰卧位施以抱膝摇腰法。

（3）在腰骶部施以掌根或小鱼际按揉手法，从上至下，先健侧后患侧反复操作数次。

（4）用全掌或小鱼际直擦腰部两侧膀胱经、横擦腰骶部，以透热为度。

【预防与调摄】

（1）腰部扭伤急性期宜卧硬板床休息，后期宜配合腰部前屈、后伸和环转等功能锻炼。

（2）推拿治疗急性腰扭伤疗效显著，一般一两次即可奏效或治愈，但不宜过早负重和进行腰部运动。

（3）注意局部保暖，防止腰部受凉。

第三节　　腰肌劳损

腰肌劳损又称"腰臀肌筋膜炎""功能性腰痛"，是指腰骶部肌肉、筋膜以及韧带等软组织发生慢性损伤，导致局部无菌性炎症，从而引起腰臀部一侧或两侧弥漫性疼痛的病症，是慢性腰腿痛中的常见疾病之一。本病外伤史不明显，常与职业和工作环境有一定关系。

【病因病机】

慢性腰肌劳损是一种积累性损伤，主要由于腰部肌肉过度疲劳，如长时间的弯腰工作，或习惯性姿势不良，或腰部长时间处于某一固定体位，致使肌肉、筋膜及韧带持续牵拉，肌肉内压力增加，血供受阻，使乳酸等代谢物积聚过多，引起肌肉水肿、粘连，日久即可导致组织变性、增厚及挛缩，刺激相应的神经而引起慢性腰痛。腰部软组织急性损伤后未及时治疗或治疗不彻底，使受损腰肌不能完全修复，局部存在慢性无菌性炎症、微循环障碍、乳酸等代谢产物堆积，刺激神经末梢而引起症状，受损的肌纤维变性或瘢痕化，也可刺激或压迫神经末梢而引起慢性腰痛。此外，腰部先天性病变如腰椎骶化、脊柱隐裂等，造成结构上的不稳定，部分肌肉和韧带失去附着点而腰肌常处于不平衡状态，从而降低了腰骶关节的稳定性，造成部分腰肌代偿性劳损。

中医学认为，本病由劳损、肝肾不足、感受风寒湿邪所致，属于中医学"腰痛""痹证"范畴。

【诊断】

根据患者病史，尤其是腰痛临床特点，腰肌劳损的诊断并不困难。

（一）病史

常有连续弯腰工作或长时间在固定姿势下劳动的病史。

（二）症状与体征

1. 腰部疼痛

长期反复发作性腰骶部疼痛，呈钝性酸痛或胀痛，时轻时重、迁延难愈。休息、适当活动或经常改变体位姿势可使症状减轻。劳累、长时间固定于某一体位、阴雨天气或感受风寒湿则症状加重。

2. 腰部活动

基本正常，一般无明显障碍，有时有牵掣不适感。不耐久坐久立，不能胜任弯腰工作，弯腰稍久则直腰困难。常喜双手捶击腰骶部，以减轻疼痛不适。

3. 压痛

腰及腰骶部有较广泛压痛，常触及结节状而引发明显的疼痛，局部肌肉紧张或有皮肤肥厚感。

（三）急性发作期表现

急性发作时诸症明显加重，可有明显的肌肉痉挛，甚至出现腰部脊椎侧弯，下肢牵掣痛等。

（四）X 线检查

可见不同程度的腰椎退行性变（骨质增生等）征象，部分患者有腰椎骶化、脊柱隐裂等先天性畸形征象。

【鉴别诊断】

腰肌劳损患者有慢性腰痛和腰椎退行性变，故临床上主要应与退行性脊柱炎鉴别。

退行性脊柱炎，又称"肥大性脊柱炎""增生性脊柱炎""脊柱骨关节炎""老年性脊柱炎"等，是中年以后发生的一种慢性退行性疾病。腰痛主要表现为休息痛，即夜间、晨起后腰痛明显，而起床活动后减轻；脊柱可有叩击痛。X 线检查可见腰椎骨钙质沉着，椎体边缘有不同程度的增生现象。

【推拿治疗】

推拿治疗腰肌劳损有良好的临床疗效，若消除不良姿势、超负荷劳动或风寒湿邪等因素，治疗的效果更明显。

（一）目的

消除无菌性炎症及粘连，改善并恢复腰部肌肉功能。

（二）治则

舒筋通络，温经活血，解痉止痛。

（三）部位和穴位

腰部、腰骶部和臀部；阿是、肾俞、大肠俞、八髎、秩边、环跳、居髎等穴。

（四）手法

常选用㨰法、按揉、点压、点拨、肘压、弹拨、擦等手法。

（五）基本操作

（1）沿腰臀部两侧膀胱经往返施以循经㨰法、按揉法，上下往返施术5~6遍，然后用掌根在压痛点按揉1~2分钟。

（2）用双手按压两侧三焦俞、肾俞、气海俞、大肠俞、关元俞、膀胱俞、八髎、秩边等穴，以酸胀为度。

（3）患者侧卧位，医者与患者面对面，施以腰部斜扳法，左右各1次。

患者再仰卧位，做屈髋、屈膝被动活动数次，以调整腰椎后关节紊乱。

（4）在腰臀部及沿大腿后外侧再施以按揉法；在腰背两侧膀胱经及八髎穴处施以直擦法，腰骶部施以横擦法，以透热为度。最后用五指或虚掌有节律地叩打腰背及下肢膀胱经部位，用力由轻到重，以患者能忍受为度。

【预防与调摄】

（1）在日常生活和工作中，应注意纠正不良姿势，经常变换体位、避免过度疲劳。

（2）注意休息和局部保暖。

（3）可配合腰肌功能锻炼，如仰卧位拱桥式锻炼，俯卧位的飞燕式锻炼，早晚各1次，每次各20~30下，以利于腰背肌力的恢复。但需注意量力而行和持之以恒。

（4）可配合内服补益肝肾、活血祛瘀、温经通络的中药治疗。

第四节　腰椎间盘突出症

腰椎间盘突出症又称"腰椎间盘纤维环破裂症""腰椎间盘脱出症"，简称"腰突症"，是临床常见的腰腿痛疾病之一。本病是由于腰椎间盘退行性变或腰部遭受外力而使椎间盘的髓核自破裂口突出，压迫腰部神经根或马尾神经，引起以腰痛和下肢放射性疼痛等为主要表现的临床常见病症。本病好发于20~40岁之间的青壮年体力劳动者，男性多于女性，少年儿童极少患此病，典型的腰椎间盘突出症不见于老年人。临床以腰4~5和腰5~骶1之间的椎间盘发病率最高。

【病因病机】

（一）病因

腰椎间盘退行性变为本病的发病基础和内因，损伤和积累劳损则是引起本病的重要因素。

1. 内因

腰椎间盘退行性变，主要是髓核脱水，椎间盘失去其正常的弹性和张力，在此基础上椎间盘难以承载脊柱活动时内外力的作用，造成纤维环破裂。因椎间盘后外侧结构薄弱且承载的应力大，使髓核易从该处突出。髓核由一侧后外方突入椎间孔，压迫神经根而产生神经根受损伤征象；髓核若由中央向正后方突入椎管，压迫马尾神经，可使患者产生大小便障碍等征象。

2. 外因

主要是由于腰部急慢性损伤、寒湿刺激和腰骶畸形等所致，其中慢性腰部劳损易被忽视。由于患者长时间从事弯腰搬运重物或体位固定的工作，腰部姿势不当过久，易导致髓核长期得不到正常地充盈，纤维环的营养供应也长期不足，从而导致椎间盘的劳损性退变，在外力的作用下易致损伤的椎间盘破裂、髓核突出。寒冷刺激导致的椎间盘问题突出，目前发病机制尚不清楚，可能与椎间盘的发育缺陷或积累劳损变性有关。

（二）病机

临床上椎间盘向后方突出最为多见，常又可分为如下两类。

1. 腰椎间盘向后外侧突出

突出物压迫腰部神经根，临床表现为腰痛和一侧下肢放射性疼痛，多数患者的腰椎间盘突出属此类。

2. 腰椎间盘向后正中突出

突出物压迫马尾神经，临床表现为鞍区麻痹和大小便功能障碍。

中医学认为，腰椎间盘突出症是由于外伤、感受风寒湿邪、肝肾亏虚等引起气滞血瘀、经络痹阻、经脉不通所致。本病属于中医学"腰痛""痹证""坐臀风"等范畴。

【诊断】

腰椎间盘突出症临床诊断时，应先以症状和体征，尤其是专科检查为主，做出初步诊断后，再结合影像学检查（如 X 线片、CT、MRI 等）进一步明确诊断。

（一）病史

大部分患者有腰部外伤、慢性劳损或感受风寒湿邪病史。

（二）症状

1. 疼痛

腰痛伴有下肢放射痛，下肢放射痛多向一侧沿坐骨神经分布区域放射。腰痛反复发作，疼痛程度不等，严重者不能久坐久立，翻身转侧困难，咳嗽、喷嚏或用力排便使腹内压增高时可引起疼痛加重，病变部位常有压痛和叩击痛。

2. 麻木感

主观麻木感。病程较长或神经根受压严重者，小腿后外侧、足背、足跟或足掌部常有局限性主观麻木感。马尾神经受压者可出现鞍区麻痹。

3. 其他症状

患肢发凉、怕冷、无汗或下肢水肿，与交感神经受刺激有关。

(三) 体征

1. 神经牵拉征

直腿抬高试验及加强试验阳性，下肢后伸试验阳性，挺腹试验阳性等。

2. 压痛点

多见于突出的椎间隙、棘上韧带、棘突旁以及受损神经干在臀部、下肢后侧的体表投影部位。检查时有明显的压痛、叩击痛，并可出现放射痛。

3. 腰部活动障碍

腰部各个方向的活动均受限，尤以前屈和后伸为甚。

4. 脊柱姿势改变

脊柱姿势改变有脊柱侧弯、腰椎前凸增大、腰椎曲度平直或后凸等，其中以脊柱侧弯最多见。脊柱为了使神经根避开突出物而保护性向一侧凸，因此，临床上可根据脊柱侧凸的方向，判断突出物与神经根的位置关系。腰段骶棘肌张力增高，两侧肌张力不对称也可致脊柱侧弯或棘突偏歪。

（四）影像学检查

1. X 线检查

不能作为确诊腰椎间盘突出症的依据，主要是排除其他病变，为本病诊断提供线索，常可提示腰部生理前凸减小或消失、椎间隙变窄等。

2. CT 或 MRI 检查

对本病可明确诊断及定位，CT 和 MRI 从横断面和矢状面上提示突出物突出的方向、形态和程度，椎管的形态及大小。

【鉴别诊断】

根据病史、症状和体征，对大多数腰椎间盘突出症可做出诊断。但需仔细检查、综合分析，再结合 X 线或 CT、MRI 检查方可获得正确的诊断。临床上尚需与以下疾病鉴别。

（一）梨状肌综合征

由于梨状肌痉挛卡压坐骨神经引起，梨状肌局部有压痛或条索块，且伴下肢放射痛，梨状肌紧张试验阳性等。

（二）急性腰扭伤

有外伤史或腰部体位突然性改变史，腰肌及其附着点或椎旁有明显压痛，一般无下肢放射痛；部分患者曾有过类似"闪腰"或"腰部挺不直"的病史；直腿抬高等坐骨神经牵张试验呈阴性。

（三）腰肌劳损

有腰扭伤而久治不愈史，或有腰部慢性累积性损伤史，遇劳累或天气阴冷时腰痛易复发或加重；腰部软组织有广泛性压痛，或有条索结节状的激发性痛点。

（四）腰椎管狭窄症

此症与腰椎间盘突出症并存的发生率高达 40%。有典型的间歇性跛行，坐骨神经一般不受累，患肢感觉、运动和腱反射往往无异常改变，常呈腰腿不适，主诉多而神经受累体征少的特点；CT、MRI 可明确诊断。

（五）腰椎结核

一般只有腰痛症状，较少出现下肢神经根性痛；或有肺结核史，当有寒性脓肿等压迫时，虽可有部分类似腰椎间盘突出症的临床表现，但也有全身性症状（低热、盗汗、贫血和消瘦等）；X 线片可见骨质破坏、椎体压缩塌陷、椎间隙变窄等。

（六）椎管内肿瘤

椎管内肿瘤可压迫神经根而引起腰腿痛，也可压迫马尾神经而引起类似中央型腰椎间盘突出症的表现。腰椎管内肿瘤致腰腿痛的特点是腰腿呈持续性剧痛，夜间尤甚，常需用镇痛药后方能安睡；既往多有肿瘤及手术史；CT、MRI 检查可证实椎管内肿瘤存在等。

【推拿治疗】

推拿治疗腰椎间盘突出症主要是通过调整突出物与神经根的相对位置，缓冲神经根受压空间，减轻或消除神经根的机械压迫，消除椎管内外无菌性炎症，抑制脊柱肌群紧张，促进神经功能的恢复等。

（一）目的

松解腰部肌肉紧张痉挛，降低椎间盘内的压力而增加盘外压力从而使突出物回纳，缓解神经根受压状态；加强气血循环，促使神经根及周围软组织水肿的吸收和受损组织的修复。

（二）治则

舒筋通络，活血化瘀，松解粘连，理筋整复。

（三）部位和穴位

腰部、腰骶部、臀部和下肢部；腰夹脊、阿是、肾俞、大肠俞、秩边、关元俞、环跳、承扶、委中、阳陵泉、承山等穴。

（四）手法

按压法、揉法、滚法、弹拨法、斜扳法、拔伸法、擦法等。

（五）基本操作

（1）在患侧腰臀及下肢部施以按压法、揉法、滚法、弹拨法等手法，重点刺激腰部夹脊、阿是、肾俞、大肠俞、环跳、委中、阳陵泉、承山等穴，以及肌肉紧张痉挛处。

（2）在患者俯卧位施以纵向拔伸法，或采用胸-骨盆的机械牵引以拉宽椎间隙而降低椎间盘内压力；然后在患者腰部病变节段施以双手掌有节奏的按压法，同时可适当施以下肢后伸扳法。

（3）在患者侧卧位施以斜扳法。

（4）在患者腰腿痛区域施以㨰法、按揉法、弹拨法等手法，然后在腰部及腰骶部施以擦法，以透热为度。

（六）辨证加减

（1）疼痛剧烈者，于委中穴施以点按法、点拨法。

（2）由外伤引起者，于腰部及腰骶部施以擦法后，可配合中药湿热敷。

（3）由寒湿引起者，于腰和下肢部施以较长时间的弹拨法和拿法，腰及腰骶部可配合中药湿热敷。

（4）对于肾虚者，重点按揉其肾俞、命门、八髎等穴，于志室-肾俞-命门-肾俞-志室一线施以横向擦法，于命门-腰阳关一线、腰骶局部及八髎穴施以纵向擦法，以透热为度。

【预防与调摄】

（1）治疗期间患者宜卧硬板床休息，并用护腰带保护腰部，避免过早进行弯腰活动。

（2）病情好转后，适当进行腰背肌肉的功能锻炼，促进康复。

（3）病情长或经推拿治疗无效者，可考虑综合治疗。

第五节　骶髂关节紊乱症

骶髂关节紊乱症是指骶髂关节损伤与错位，即关节移位错缝及滑膜嵌入而导致腰腿痛的病症。本病多发生于青壮年妇女，是青壮年女性腰腿痛常见原因之一。

【病因病机】

骶髂关节由耳状关节面组成，前后有长短不等的韧带予以稳定，躯干的重力经骶髂关节传达至两下腰。当孕妇受内分泌改变的影响，或因长期卧床、腰麻或全麻后均能引起骶髂关节松弛，影响骶髂关节的稳定，当受到外力时引起骶髂关节扭伤或错位。但由于骶髂关节坚强而稳定，不易引起扭伤或错位。当姿势不正、肌力失调、韧带松弛时，扭转的外力可使凸凹不平的骶髂关节面排列紊乱，间隙加宽。在关节腔负压的情况下将滑膜吸入关节间隙嵌顿，引起剧烈疼痛。根据扭伤方向的不同可引起骶髂关节前脱位或后脱位。

（一）骶髂关节前脱位

当髋关节伸直、膝关节屈曲、股四头肌拉紧和髂股韧带向前牵拉髂骨时，躯干、脊柱及骶骨向后旋转的外力可使髂骨向前移位。

（二）骶髂关节后脱位

当髋关节屈曲，膝关节伸直，腘绳肌紧张向后牵拉髂骨时，躯干脊柱及骶骨向对侧前方旋转时，则骶骨与髂骨发生方向相反的扭转，可引起髂骨后旋移位。

中医学认为本病是"骶髂骨移位"，是由于外伤、肝肾亏虚等，引起骨缝开错或骨缝错落不合，导致气滞血瘀、痹阻经络、经脉不通、不通而痛。本病属于中医学"骨错缝""痹证""坐臀风"等范畴。

【诊断】

骶髂关节紊乱症多以坐骨神经痛、盆腔脏腑功能紊乱和骶髂关节炎为主要临床表现。

（一）坐骨神经痛

1. 急性病例

表现为骤然起病，患侧臀部及下肢胀痛麻木，并沿坐骨神经走向出现放射样疼痛或"触电感"。患者呈"歪臀跛行"特殊姿势，不能挺胸直腰；翻身起坐和改变体位、咳嗽、喷嚏时疼痛加剧。腰及患肢的主动或被动伸屈动作均明显受限并伴有剧烈疼痛。

2. 慢性患者

上述症状略缓和，患者自觉下肢出现隐痛乏力，患肢似"短了一截"，并有酸软、麻胀和怕冷等症。行走时呈不同程度的"歪臀跛行"，站立时多以健肢负重，坐位时以健侧臀部触椅，仰卧位伸直下肢时患肢常有牵掣痛或麻胀感，故患者喜屈曲患肢仰卧或向健侧侧卧。临床常易误诊为"腰椎间盘突出症"。

（二）盆腔脏腑功能紊乱

患侧下腹部胀闷不适和深压疼痛，肛门有急胀感，排便习惯改变，便秘或排便次数增加、尿频、尿急，甚至排尿困难，可有会阴部不适、阳痿、痛经等。

（三）骶髂关节炎

患侧骶髂关节处有压痛和酸胀不适，腰骶部酸软乏力，患肢外侧有牵掣痛及麻木感，需经常更换坐姿或站立的重心，部分患者伴有骶尾部顽固性疼痛和触痛。妊娠期和产后妇女常引起耻骨联合处疼痛。

（四）体征

急性患者呈"歪臀跛行"的特殊姿势；腰部脊柱呈侧弯畸形，一般向健侧凸，患侧骶棘肌痉挛；骶髂关节部压痛并可向同侧下肢放射；直腿抬高明显受限。慢性患者只有关节局部的压痛和患侧腰臀肌及下肢肌肉萎缩。

骨盆扭转的各种试验，如骶髂关节旋转试验、单髋后伸试验、4 字试验、骨盆分离和挤压试验、直腿抬高及加强试验等，急性病例时均可呈阳性。

（五）X 线正位片检查

正位片可见患侧骶髂关节密度增高或降低，两侧关节间隙宽窄不等，两侧髂后上棘不在同一水平线上，前错位者髂后上棘偏上，后错位者髂后上棘偏下。斜位片可见病侧骶髂关节间隙增宽，关节面凹凸之间排列紊乱。必要时可做骶髂关节 CT 或 MRI 检查。

【鉴别诊断】

骶髂关节紊乱症主要应与腰椎间盘突出症和强直性脊柱炎鉴别，其他参见腰椎间盘突出症的鉴别诊断。

（一）腰椎间盘突出症

大多数患者表现为腰痛并伴有一侧下肢疼痛和麻木，病变节段椎旁按压或叩击时引发腰痛和一侧下肢放射痛，直腿抬高及加强试验呈阳性，患肢趾屈伸肌力及跟腱反射减弱，腰椎 CT 或 MRI 检查可见椎间盘突出征象。

（二）强直性脊柱炎

病变早期常有腰部及腰骶部不适，发病始于骶髂关节，并渐进性向上蔓延而依次累及腰骶关节、腰椎小关节、胸椎小关节和颈椎小关节，最后导致整个脊柱强直、畸形。本病好发于 20~40 岁的青壮年男性，可有轻度贫血、血沉增高，X 线片示脊椎呈"竹节样"变或骨质破坏。

【推拿治疗】

本病推拿治疗简便易行，疗效显著。

（一）目的

纠正骶髂关节解剖位置异常。

（二）治则

舒筋通络，整复错缝。

（三）部位和穴位

腰骶部、骶髂部、臀部和下肢部；阿是、环跳、承扶、委中、阳陵泉、承山等穴。

（四）手法

按揉法、滚法、单髋过屈或过伸复位法等。

（五）基本操作

1. 腰骶部、臀部及下肢部

施以按揉法、滚法等手法，重点刺激骶髂部阿是、环跳、承扶、委中、阳陵泉、承山等穴，并配合下肢小幅度的被动活动。

2. 整复骶髂关节错位

①纠正前错位选用单髋过屈复位法，以右侧为例。患者仰卧位，两下肢伸直，医者站立于患者右侧，让助手固定患者左下肢，先缓缓旋转患肢5~6次，然后使髋膝关节屈曲至最大限度的同时，于屈髋位做快速伸膝和下肢拔伸动作，反复3~5次。此时可有骶髂关节复位响声，医者手下有关节复位感。②纠正后错位选用单髋过伸复位法，以左侧为例。患者俯卧位，医者站立于患者左侧，让助手固定患者右下肢，医者右手托患者左下肢膝上部，左手掌根按压于患者左骶髂关节局部，先缓缓旋转患肢5~6次，然后左手用力按压骶髂关节，右手使患肢后伸上提至最大限度时，两手同时用力做相反方向的骤然扳动。此时可有骶髂关节复位响声，医者手下有关节复位感。

3. 继续按压

再在腰骶部、臀部和下肢施以按揉法、滚法，擦腰骶部，以透热为度。

（六）辨证加减

（1）坐骨神经痛甚者，于委中穴、环跳穴施以点按法、点拨法。

（2）下腹部胀闷不适者，施以全掌摩腹 15 分钟，擦腰骶部，以腹部和腰骶部透热为度。

（3）骶髂关节酸胀痛者，在腰骶部施以擦法后，可配合中药湿热敷。

（4）对于肾虚者，按揉其肾俞、命门、八髎等穴，于志室-肾俞-命门-肾俞-志室一线施以横向擦法，于命门-腰阳关一线、腰骶局部及八髎穴处施以纵向擦法，以透热为度。

【预防与调摄】

（1）推拿治疗期间宜卧硬板床休息，注意腰骶部保暖。

（2）腰及下肢不宜过早做较大幅度的活动，平时避免久坐。

第六节　肩关节周围炎

肩关节周围炎是指肩关节囊和肩关节周围软组织因退行性变、损伤等引起的一种慢性无菌性炎症，是以肩部疼痛和活动功能障碍为主要临床表现的常见病症。因本病多见于 50 岁左右的患者，故有"五十肩"之称；其发病因与感受风寒有关，故有"漏肩风"之称；本病后期肩关节广泛粘连而活动严重受限，故有"冻结肩"或"肩凝症"之称。

【病因病机】

本病的发病机制目前尚不十分清楚，主要观点认为本病的发生与肩部外伤和慢性劳损有关。肩关节是人体活动范围最广泛的关节，其关节囊较松弛。维持肩关节的稳定性多数依靠其周围的肌肉、肌腱和韧带的力量。一方面，跨越肩关节的肌腱、韧带较多，而且大多为细长的腱，正常人的肌腱是十分坚韧的，但由于肌腱本身的血供较差，随着年龄的增长，常有退行性改变；另一方面由于在日常生活和劳动过程中，肩关节的活动比较频繁，周围软组织经常受到上肢重力和肩关节大范围运动的牵拉、扭转，容易引起损伤和劳损。损伤后，软组织的充血、水肿、渗出、增厚等炎性改变如得不到有效治疗，久之则可发生肩关节软组织粘连现象，甚至肌腱钙化，导致肩关节活动功能严重障碍。

中医学认为，本病由气血不足、复加慢性劳损、感受风寒或肩部外伤等，致使肩部经筋脉络痹阻失和、瘀滞不通引起。本病属于中医学"漏肩风""伤筋"等范畴。

【诊断】

本病临床诊断的主要依据是肩关节周围软组织有广泛压痛和肩关节各方向活动均受限。

（一）病史

有肩部外伤、劳损或感受风寒湿邪的病史。

（二）症状与体征

1. 肩部疼痛

初期常感肩部疼痛，疼痛可急性发作，多数呈慢性，常因天气变化和劳累诱发。初期疼痛为阵发性，后期逐渐发展成持续性疼痛，且逐渐加重，昼轻夜重，夜不能寐。肩部受牵拉或碰撞后，可引起剧烈疼痛，疼痛可向颈部及肘部扩散。

2. 功能障碍

肩关节各方向活动均明显受限。早期功能障碍多因肩部疼痛所致，后期则因肩关节广泛粘连所致，尤以外展、内旋及后伸功能受限为甚。特别是当肩关节外展时，出现典型的"扛肩现象"，梳头、穿衣等动作均难以完成。严重时肘关节功能也受限，屈肘时手不能摸对侧肩部。日久，可发生上臂肌群不同程度的失用性萎缩，使肩关节的一切活动均受限，此时疼痛反而不明显。

3. 压痛点

肩关节周围可找到相应的不同程度的压痛点，常见于肩前、肩髃、秉风、肩贞、天宗等处。

（三）X 线检查

一般无明显改变。后期部分患者可见骨质疏松、冈上肌肌腱钙化的现象，大结节处有密度增高的阴影、关节间隙变窄或增宽等现象。

【鉴别诊断】

根据发病年龄及典型症状，本病的诊断一般不难，但需与以下疾病鉴别。

（一）颈椎病

部分神经根型颈椎病患者，时有肩部疼痛或肩部放射样痛，但肩关节活动不受限；主要是颈项板滞疼痛和活动受限，或伴有上肢放射痛和麻木等临床表现。

（二）项背肌筋膜炎

项背部的筋膜、肌肉等软组织的无菌性炎症，常触及皮下肌筋膜小结并引发明显疼痛，可向背部、肩胛部及肩部牵掣样痛；冈下肌及小圆肌处的肌筋膜炎可引发明显的肩部疼痛及上臂放射样痛，但肩关节被动活动基本不受限。

（三）骨折脱位

由外伤引起的肩部疼痛及肩关节活动受限，肩部 X 线检查可明确诊断。

【推拿治疗】

（一）目的

早期改善肩部血液循环，促进病变组织修复；后期松解肩部粘连而滑利关节，改善肩关节活动并促进关节功能恢复。

（二）治则

初期为舒筋通络、活血止痛，后期为松解粘连、滑利关节。

（三）部位和穴位

肩部和上肢部；阿是、肩内陵、肩髎、肩贞、肩井、秉风、天宗、臑俞等穴。

（四）手法

　　滚法、一指禅推法、按揉法、拿法、摇法、扳法、拔伸法、搓法、抖法等。

（五）基本操作

　　（1）患者坐位，于肩前侧、肩外侧和肩后侧分别施以一指禅推法、按揉法等手法，重点刺激肩内陵、肩髃、肩贞、秉风、臑俞等穴位；同时配合肩关节各方向的被动活动。

　　（2）适量施以肩关节的前屈上举、外展上举和后伸后挽扳法以及肩关节摇法和拔伸法。在针对肩关节粘连时，其动作的力度和幅度必须是渐进性的、平稳缓和的，切忌动作粗暴或使用蛮力。

　　（3）先在肩及上肢部施以拿法、搓法和抖法，最后以肩及上肢肩内陵、曲池、合谷等穴位的按揉法和拿法作为肩部治疗的结束手法。

【预防与调摄】

　　（1）肩部宜注意保暖，避风寒，避免过度劳累。

　　（2）治疗期间可适当配合肩部功能锻炼，如"蝎子爬墙""体后拉手""手拉滑轮""吊单杠""甩手锻炼"及肩关节的前屈、后伸、外展、上举等，可以提高和巩固疗效，缩短疗程。

第七节　肱骨外上髁炎

　　肱骨外上髁炎又称"肘外侧疼痛综合征""前臂伸肌总腱炎""桡侧伸腕

短肌与环状韧带纤维组织炎"，是指由于肘部急慢性损伤而致的肱骨外上髁周围软组织的无菌性炎症，是一种以肘关节外侧疼痛、旋前功能受限为主要临床表现的常见病症。本病好发于需反复做前臂旋前、用力伸腕动作的成年人，与职业工种有密切关系，好发于网球运动员、木工、钳工、泥瓦工，故又有"网球肘"之称。

【病因病机】

肱骨外上髁是肱桡肌和前臂伸肌总腱的附着部，如日常生活和劳动中，或某种职业需经常用力屈伸肘关节，尤其需要使前臂反复做旋前、旋后和伸腕动作的人员，易造成前臂伸肌总腱在肱骨外上髁的附着处受到过度牵拉、部分撕裂伤，使局部出现出血、水肿等损伤性炎症反应，进而继发损伤肌腱附近发生粘连，以致纤维变性而引起本病。

中医学认为，本病主要由于手臂劳损和感受风寒湿邪侵袭，使局部经筋脉络失和所致。本病属于中医学"肘劳""伤筋"范畴。

【诊断】

（一）病史

多为慢性起病，有肘部外伤劳损史。

（二）症状与体征

多起病缓慢，肘外侧酸痛为本病的主要症状。其疼痛在旋转背伸、提拉、端、推等动作时尤为剧烈，不能完成端提重物、扫地擦洗、拧毛巾衣服等动作。严重者疼痛为持续性，局部可见轻度肿胀，连端碗和写字等日常生活动作都难以完成。

肘部疼痛可沿前臂伸腕肌向下放射，肱骨外上髁处及肱桡关节处有明显压痛。前臂伸腕肌群抗阻力试验为阳性，网球肘试验为阳性。

（三）X 线检查

肘部 X 线检查一般无特殊征象，有的可见钙化阴影或外上髁粗糙现象。

【鉴别诊断】

肱骨外上髁炎临床诊断时，主要应与肘部损伤鉴别。

肘部损伤，尤其是打网球时用力上举发球、扣杀球和掰手腕比赛时，腕屈曲和前臂旋前同时持久性及暴发性用力，容易造成前臂伸肌腱附着点急性损伤，甚至撕脱性骨折，从而出现肘外侧疼痛和肿胀、肘关节屈伸、肘关节旋前和旋后活动功能障碍。肘部 X 线检查可见局部明显的肿胀阴影或撕脱的骨小片等征象。若肘部有严重的直接外伤，除疼痛、肿胀和活动功能障碍外，肘关节伸直时的"肘直线"和肘关节屈曲 90°时的"肘三角"体征常发生改变，肘部 X 线检查可明确骨折、脱位诊断。

【推拿治疗】

（一）目的

改善肘部血液循环，促进病变组织修复；松解肘部粘连，改善关节活动功能。

（二）治则

舒筋通络，活血止痛。

（三）部位和穴位

　肘部和前臂部；阿是、曲池、手三里等穴。

（四）手法

按揉法、弹拨法、拿法和擦法等。

（五）基本操作

患者坐位或仰卧位。

（1）在肱骨外上髁及其周围施以按揉法，用力由轻到重，重点是刺激阿是、曲池、手三里、小海、少海、合谷等穴和前臂伸肌肌腱部，可同时配合前臂旋前和旋后、屈伸肘关节的被动活动。

（2）弹拨患侧前臂伸肌群及肱骨外上髁附着部，力度由轻到重，由远处至疼痛局部。

（3）在前臂伸肌总腱附着点施以小鱼际擦法，以透热为度。

【预防与调摄】

（1）推拿治疗的即刻效果较明显，病情易反复而疗程较长，应坚持治疗。

（2）少数病情顽固者，可配合针刺、艾灸、中药湿热敷等治疗以缩短疗程。

（3）治疗期间尽量减少腕及前臂活动；病情缓解后适量做肘关节屈伸和腕部旋转活动。

（4）避免寒冷刺激，注意局部保暖。

第八节　腕管综合征

腕管综合征又称"腕管狭窄症""迟发性正中神经麻痹"，是一种正中神经在腕管内受到挤压、摩擦而引起炎性反应，产生手部正中神经支配区感觉障碍和运动障碍的病症。本病属周围神经卡压综合征之一，一般为单侧发病，多见于 30~60 岁的女性。

【病因病机】

本病的发生与发病部位的解剖特点有关。腕管是由腕关节掌侧横韧带与腕骨连接构成的一个骨-纤维管道，腕管内部除 1 根正中神经通过外，还有 9 根指屈肌腱通过。正中神经至腕部以下分出肌支，支配鱼际肌及第 1、第 2 蚓状肌，其感觉支掌侧分布于桡侧三个半手指和鱼际皮肤，背侧分布于桡侧三个半手指的中、末节手指。腕管间隙狭窄，易产生腕管内组织受卡压而损伤。正中神经在腕管受到卡压是腕管综合征的主要病理表现。腕部外伤、劳损及占位性病变等是本病发生的主要原因。腕部外伤包括骨折、脱位、扭伤、挫伤等，改变了管道的形状，减少了腕管原有的容积。慢性劳损如过度地掌屈、背伸，或退行性改变，使腕管内肌腱腱鞘肿胀膨大或腕横韧带增厚，或导致腕管骨质增生。占位性病变主要是指腱鞘囊肿、良性肿瘤、恶性肿瘤等，引起腕管内容物增多。以上因素均可导致腕管管腔相对狭窄，腕管内正中神经被挤压而产生神经压迫症状。

中医学认为，本病由急慢性损伤、风寒湿邪侵袭，导致气血流通受阻所致。本病属于中医学"伤筋"范畴。

【诊断】

临床上以正中神经支配区的感觉和运动障碍为腕管综合征诊断依据。

早期以正中神经支配区的桡侧三个半手指刺痛、麻木为主要表现，手腕劳累时刺痛、麻木感可加重，部分患者伴有手指发冷、发绀及活动不利症状。后期可出现桡侧三个半手指感觉消失、大鱼际肌萎缩和拇指不能外展等症状。手掌叩击试验阳性及屈腕试验阳性。X 线平片一般无特殊征象，有时仅有陈旧性损伤征象。

【鉴别诊断】

除腕管综合征外，神经根型颈椎病和旋前圆肌综合征等也可出现拇指、食指、中指刺痛麻木症状，临床诊断腕管综合征时需与其鉴别，尤其是旋前圆肌综合征。

旋前圆肌综合征是指正中神经和骨间掌侧神经在前臂近侧受到挤压后，产生该神经前臂以下支配区内感觉和运动障碍的病症。其临床特点是肘前部疼痛或酸痛，可向拇指、食指、中指放射，三指屈曲及握拳无力，手部正中神经支配区可有麻木、烧灼感等感觉障碍，上述症状常在手臂劳累时加重；旋前圆肌上缘有压痛，手掌叩击试验呈阳性，拇指对掌无力等。

【推拿治疗】

（一）目的

加快腕管内炎症吸收而降低管内压力，减缓或消除正中神经的受压状态。

（二）治则

舒筋通络，活血化瘀。

（三）部位和穴位

前臂部、腕部和手部；阿是、曲泽、内关、大陵、劳宫、外关、阳池、阳溪、阳谷、鱼际等穴。

（四）手法

一指禅推法、按揉法、弹拨法、捻法、摇法、拔伸法、擦法等。

（五）基本操作

（1）沿前臂内侧、腕掌侧横纹及手掌的中央一线，腕掌背侧横纹及大鱼际部施以一指禅推法、按揉法等手法，重点是刺激腕部韧带、大鱼际以及阿是、曲泽、内关、大陵、劳宫、阳池、阳溪、阳谷等穴位，以局部有酸胀感为度；在腕掌侧和前臂远端内侧施以弹拨手法，重点是轻柔弹拨通过腕管的肌腱。

（2）在腕部施以缓慢柔和的各方向摇法、轻度缓慢的拔伸法。

（3）腕及手的掌背两侧施以拇指与食中二指相对应的按揉法，重点是内关和外关、大陵和阳池、劳宫和其手背对应点；腕掌侧及大鱼际部施以擦法，以透热为度。

【预防与调摄】

（1）手法治疗期间，可于手腕部放松休息位使用纸板进行适当固定。

（2）注意患腕的休息，避免提拿重物和腕部掌屈活动。

（3）可配合中药外敷或熏洗。

第九节　　膝关节半月板损伤

在胫骨关节面上有内侧和外侧半月形状骨，叫半月板，其边缘部较厚，与关节囊紧密连接，中心部薄，呈游离状态。内侧半月板呈"C"形，前角附着于前交叉韧带附着点之前，后角附着于胫骨髁间隆起和后交叉韧带附着点之间，其外缘中部与内侧副韧带紧密相连。外侧半月板呈"O"形，其前角附着于前交叉韧带附着点之前，后角附着于内侧半月板后角之前，其外缘与外侧副韧带不相连，和内侧半月板相比，其活动度较大。

【病因病机】

半月板可随着膝关节运动而有一定的移动，伸膝时半月板向前移动，屈膝时向后移动。半月板属纤维软骨，其本身无血液供应，其营养主要来自关节滑液，只有与关节囊相连的边缘部分从滑膜得到一些血液供应。因此，除边缘部分损伤后可以自行修复外，半月板破裂后不能自行修复。半月板切除后，可由滑膜再生一个纤维软骨性的又薄又窄的半月板。正常的半月板有增加胫骨髁凹陷及衬垫股骨内外髁的作用，以增加关节的稳定性和起缓冲震荡的作用。

半月板损伤多由扭转外力引起，当一腿承重，小腿固定在半屈曲、外展位时，身体及股部猛然内旋，内侧半月板在股骨髁与胫骨之间，受到旋转压力，而致半月板撕裂，如扭伤时膝关节屈曲程度愈大，撕裂部位愈靠后。外侧半月板损伤的机制与内侧半月板的相同，但作用力的方向相反。破裂的半月板如部分滑入关节之间，使关节活动发生机械障碍，妨碍关节伸屈活动，形成"交锁"。

在严重创伤病例中，半月板、交叉韧带和侧副韧带可同时损伤。半月板损伤的部位，可发生在半月板的前角、后角、中部或边缘部。损伤的形状可为横裂、纵裂、水平裂或不规则形，甚至破碎成关节内游离体。

本病中医称"膝部伤筋"，属中医学"痹证"范畴。

【诊断】

对半月板损伤的诊断，主要依据病史及临床检查，多数患者有外伤史，单纯根据临床症状多难以做出早期的明确诊断。患侧关节间隙有固定性疼痛及压痛，结合各项检查综合分析，多数能做出正确诊断。对严重创伤患者，要注意检查有无合并侧副韧带和交叉韧带损伤。对晚期病例，要注意检查是否有继发创伤性关节炎。

（一）病史

无论内侧半月板或外侧半月板损伤，患者多数有明显外伤史。

（二）症状与体征

1. 疼痛、肿胀与功能障碍

急性期膝关节有明显疼痛、肿胀和积液，关节屈伸活动障碍。急性期过后，肿胀和积液可自行消退，但活动时关节仍有疼痛，尤以上下楼、上下坡、下蹲起立、跑、跳等动作时疼痛更明显，严重者可跛行或屈伸功能障碍，部分患者有"交锁"现象，或在膝关节屈伸时有弹响。

2. 压痛点

压痛的部位一般即为病变的部位，对半月板损伤的诊断及确定其损伤部位均有重要意义。检查时将膝置于半屈曲位，在膝关节内侧和外侧间隙，沿胫骨髁的上缘，用拇指由前往后逐点按压，在半月板损伤处有固定压痛。如在按压的同时，将膝被动屈伸或内外旋转小腿，疼痛更为显著，有时还可触及异常活动的半月板。

3. 特殊试验

（1）麦氏征：又称回旋研磨试验，出现疼痛或响声即为阳性，根据疼痛和响声部位确定损伤的部位。

（2）单腿下蹲试验阳性。

（3）重力试验阳性。

（4）研磨试验阳性。

（三）X 线检查

拍膝部 X 线正侧位片，不能显示出半月板损伤情况，故直接诊断作用不大；但拍摄平片有助于排除其他膝关节损伤和疾病，可以作为常规检查。

膝关节造影术有诊断意义，但可增加患者痛苦，应慎重使用。

（四）膝关节镜检查

通过关节镜可以直接观察半月板损伤的部位、类型和关节内其他结构的情况，有助于疑难病例的诊断。

【鉴别诊断】

（一）膝部骨折

骨折后有明显肿、痛、活动障碍，可出现畸形外观，有骨擦音和下肢纵向叩击征阳性。X 线摄片则能做出明确诊断。

（二）半月板囊肿

以外侧多见，局部肿胀，有持续疼痛。在膝关节间隙处可触到肿块，屈膝时较突出，伸膝后消失或变小。

（三）髌骨软骨软化症

青壮年易发生，膝前疼痛，患者坐后站立时疼痛，上下楼梯疼痛，压股试验阳性。X 线摄片有助于鉴别诊断。

【推拿治疗】

（一）目的

整复错位，改善并恢复膝关节功能。

（二）治则

理筋整复，温经止痛。治疗手法宜深透，多选用温热性的、有穿透力的手法施治。

（三）部位和穴位

环跳、箕门、血海、委中、阴陵泉、风市、阳陵泉、膝眼及膝周围。

（四）手法

常选用㨰法、按揉、点压点拨、肘压、弹拨等手法。

（五）基本操作

（1）患者仰卧位，施术者先于髌骨下韧带和侧副韧带之间施按揉法，以酸胀为度。

（2）施术者用㨰法施于膝关节及周围，主要在髌骨上下缘及股四头肌，为时5分钟；然后摇膝关节约3~5次。

（3）按揉两膝眼、膝阳关、血海、曲泉、阴陵泉、鹤顶、阳陵泉等腧穴，以酸胀为度；可于点按中施振颤法操作。

（4）两掌合压于膝部两侧，搓擦两膝眼，以透热为度。

（5）急性期解锁法：患者坐于床边。一助手用双手固定大腿远端，勿使摇晃；另一助手则握住踝部。医者半蹲于伤肢外侧，一手握住伤肢小腿，另一手握拳，拳眼向上，准备施术。施术时两助手缓缓用力拔伸并向内、向外轻旋小腿，医师用握拳之手向上击打腘窝部，随即与近侧助手同时撤除；医者握小腿与远端助手用力将膝关节屈曲，握拳之手改推伤侧膝关节，使之屈髋屈膝。接着将伤肢拔直，最后用拊顺、揉、捻等手法按摩舒筋。

【其他疗法】

（一）关节穿刺

关节肿胀明显时，可行关节穿刺术，抽出液体，加压包扎，并行关节制动。

（二）手术治疗

在确诊后，使用非手术疗法 12 个月后无效时，宜做半月板摘除术；或用膝关节镜做部分切除或探查。

【预防与调摄】

（1）上下楼梯时，要全神贯注，踩踏平稳，避免外伤。

（2）半月板损伤后应尽早进行股四头肌舒缩活动，以防肌肉萎缩；关节积液吸收后，可进行膝关节屈伸活动，防止软组织粘连。

（3）可配合中药活血化瘀、消肿利湿之剂，如桃红四物汤加减。

第十节　退行性膝关节炎

退行性膝关节炎又称"增生性膝关节炎""肥大性关节炎""老年性关节炎"。退行性膝关节炎是由于膝关节的退行性改变和慢性积累性关节磨损而造成的，以膝部关节软骨变性、关节软骨面反应性增生、骨刺形成为主要病理表现。临床上以中老年人发病多见，特别是 50～60 岁的老年人，女性多于男性。

【病因病机】

膝关节是人体中最大而且结构最复杂的一个关节，其位置表浅，负重大，活动量大，其结构复杂且不稳定，特别是在活动过程中由于关节不稳，容易引起损伤。膝关节也是骨质增生的好发部位之一。膝关节的结构由骨关节面、肌肉、韧带以及关节腔内容物等组成。其功能活动为机械运动的过程。

本病的病因目前尚不十分明确，一般认为与年龄、性别、职业、机体代谢及损伤有关，尤其与膝关节的机械运动关系密切。膝关节的疼痛多发生于肥胖的中老年妇女，是由于超负荷等因素反复持久地刺激而引起膝关节的关节软骨面和相邻软组织的慢性积累性损伤，同时使膝关节的耐受力降低，当持久行走或跑跳时在关节应力集中的部位受到过度的磨损，使膝关节腔逐渐变窄，关节腔内容物相互摩擦，产生炎性改变，关节腔内压力增高。异常的关节腔内压刺激局部血管和神经，使之反射性地调节减弱，应力下降，形成作用于关节的应力和对抗该应力的组织性能失调。

另一原因是中老年人的内分泌系统功能减弱，骨性关节系统随之逐渐衰退。因此营养关节的滑液分泌减少，各种化学成分也逐渐改变，进而出现骨质疏松、关节软骨面变软变薄等问题，承受机械压力的功能随之减退，加上长期的磨损和外伤，于是关节软骨面出现反应性软骨增生，经骨化形成骨刺或骨赘。另外，中老年人的胫骨髁部呈蝶形，骨质疏松，而股骨髁则呈半球形，且骨质较硬，特别是肥胖患者在站立和行动时重力通过股骨髁而作用于胫骨髁的髁间棘上。当形成骨刺后则可对滑膜产生刺激，关节面变形或关节间隙狭窄时，关节活动明显受限且疼痛加剧。

本病的病理变化，早期因关节软骨积累性损伤导致关节软骨的原纤维变性，而使软骨变薄或消失，引起关节活动时疼痛与受限；在后期，关节囊形成纤维化增厚，滑膜充血肿胀肥厚，软骨呈象牙状骨质增生。同时，膝关节周围肌肉因受到刺激而表现为先痉挛后萎缩。总之，其病理改变是一种关节软骨退行性变化引起的以骨质增生为主的关节病变，滑膜的炎症是继发的。

中医认为产生本病的原因，一是因慢性劳损、受寒或轻微外伤；二是由于年老体弱，肝肾亏损，气血不足致使筋骨失养，日久则使关节发生退行性病变及骨质增生而发生本病。

【诊断】

（一）病史

本病患者主要表现为发病缓慢，多见于中老年肥胖女性，往往有劳损史，发病高峰在50~60岁。

（二）症状与体征

1. 症状

膝关节活动时疼痛，其特点是初起疼痛为发作性，后为持续性，劳累后加重，上下楼梯时疼痛明显；膝关节活动受限，跑跳跪蹲时尤为明显，甚则跛行，但无强直。关节内有游离体时可在行走时突然出现交锁现象，稍活动后又可消失。

2. 体征

关节活动时可有弹响摩擦音，部分患者可出现关节肿胀，股四头肌萎缩；膝关节周围有压痛，活动髌骨时关节有疼痛感。个别患者可出现膝内翻或膝外翻症状。

（三）X 线检查

正位片显示关节间隙变窄，关节边缘硬化，有不同程度的骨赘形成。侧位片可见股骨内侧髁和外侧髁粗糙，胫骨髁间棘变尖，呈象牙状，胫骨关节面模糊，髌骨关节面变窄，髌骨边缘骨质增生及髌韧带钙化。

（四）实验室检查

血、尿常规化验均正常，血沉正常，抗"O"及类风湿因子阴性，关节液为非炎性。

【鉴别诊断】

应排除风湿性及类风湿关节炎、膝关节严重创伤（如骨折、半月板损伤、交叉韧带或侧副韧带损伤等）、下肢畸形（如膝内外翻及关节感染化脓性关节炎、关节结核）等。

【推拿治疗】

（一）目的

改善膝部血液循环，延缓病情发展；松解膝部软组织，改善关节活动功能。

（二）治则

舒筋通络，活血止痛，滑利关节。

（三）部位和穴位

内外膝眼、梁丘、血海、阴陵泉、阳陵泉、犊鼻、足三里、委中、承山、太溪及患膝髌周部位。

（四）手法

㨰法、按揉法、弹拨法、摇法等。

（五）基本操作

（1）患者仰卧位，医者先以点法点按以上穴位，后以㨰法、按揉法、拿捏法作用于大腿股四头肌及膝髌周围，直至局部发热为度。

（2）患者仍仰卧位，医者站在患膝外侧，用双拇指将髌骨向内推挤，同时垂直按压髌骨边缘压痛点，力量由轻逐渐加重。后用单手掌根部按揉髌骨下缘，反复多次。

（3）医者行膝关节摇法，同时配合膝关节屈伸、内旋、外旋的被动活动，最后在膝关节周围行擦法。

（4）患者俯卧位，医者施㨰法于大腿后侧、腘窝及小腿一侧约 5 分钟，重点应在腘窝部委中穴。

【预防与调摄】

（1）膝关节肿痛严重者应卧床休息，避免超负荷的活动与劳动，以减轻膝关节的负担。

（2）患者应主动进行膝关节功能锻炼，如膝关节伸屈活动，以改善膝关节的活动范围及加强股四头肌力量。

（3）肥胖患者应注意节食，以便减轻膝关节的受累程度。

第十一节　踝关节扭伤

踝关节扭伤是指踝关节在跖屈位时足踝强力内翻或外翻，造成踝部外侧或内侧韧带、肌腱、关节囊等软组织的急性损伤，但主要是韧带的损伤。本病任何年龄均可发病，但以青壮年和喜好运动者为多见。

【病因病机】

临床上以足内翻而致的外踝损伤最为多见，其损伤有解剖结构方面的原因：一是内踝宽扁，位置偏前，且高于外踝，而外踝细长，位置偏后，且低于内踝；二是外侧韧带较内侧韧带薄弱，易发生撕裂；三是足背屈肌中使足内翻背屈的胫骨前肌较使足外翻背屈的第 3 腓骨肌肌力强。

踝关节扭伤主要是外踝或内踝侧副韧带部分断裂的撕裂性损伤。踝内翻位扭伤中距腓前韧带最易损伤，跟腓韧带损伤其次，距腓后韧带损伤少见。

急性损伤后除出血、渗出等炎症反应外，部分可伴有外踝尖部撕脱性骨折，而严重者除外踝或内踝侧副韧带完全断裂外，常伴有内踝撕脱性骨折和外踝骨折等。临床上主要是踝关节扭伤后踝部明显疼痛、肿胀、局部皮下瘀血和踝关节活动功能障碍，重者伴有踝部骨折。

本病中医称"踝缝伤筋"，属中医学"伤筋"范畴。

【诊断】

踝关节扭伤诊断时，以踝部疼痛、肿胀、活动功能障碍及 X 线表现为诊断依据。

（一）病史

有急性踝关节扭伤史，踝部明显疼痛、肿胀，局部皮下瘀血；踝关节活动功能障碍，以屈伸和内翻活动障碍为甚；站立和步行困难。

（二）症状与体征

内翻位外踝扭伤时，肿胀主要在外踝前下方和外侧；外翻位内踝损伤虽少见，但常由强大的外力所致，出现内踝和外踝都疼痛、肿胀，甚者足不能触地而可能伴有外踝骨折；若足部刺痛伴踝关节畸形或异常活动时，应考虑骨折或韧带完全撕裂。

（三）X线检查

踝关节X线检查，可以帮助排除内外踝的撕脱性骨折。

【鉴别诊断】

踝关节扭伤主要应与踝部骨折、脱位和韧带完全断裂相鉴别。推拿临床对踝关节扭伤后骨科检查及X线检查应格外重视，尽量不要遗漏撕脱性骨折。因外踝韧带部分断裂时，易造成外踝腓骨下端撕脱性骨折。

【推拿治疗】

对排除了骨折、韧带完全断裂及脱位的踝关节扭伤，选择推拿手法治疗有良好疗效。推拿临床一般在急性损伤24小时后再行手法治疗。

（一）目的

促进瘀血及渗出组织液的吸收，有利于损伤组织的修复，恢复踝关节的活动和承重。

（二）治则

舒筋通络，活血散瘀，消肿止痛。

（三）部位和穴位

踝部；阿是、丘墟、悬钟、申脉、昆仑、太溪、照海、大钟等穴。

（四）手法

点按法、按揉法、摇法、拔伸法和擦法。

（五）基本操作

以内翻位损伤外踝为例。

（1）先在患者外踝部施以点按法和按揉法等手法，重点是阿是、丘墟、悬钟、申脉、昆仑等穴，以缓解肿痛；然后在拔伸下配合做踝关节小幅度的内外翻、屈伸活动和左右摇动。

（2）外踝及周围部施以按揉法和擦法，擦外踝、足背和足底，以透热为度。

（3）病程较长者，扭伤处可施以韧带的弹拨手法。

【预防与调摄】

（1）踝关节扭伤推拿手法治疗后，配合适当的功能锻炼可较快康复。

（2）休息时宜抬高患肢足部，以利于肿胀消退；注意局部保温。

（3）急性损伤患者应做踝部固定，特别是防止踝关节的背伸内翻活动。

（4）2周后可练习踝关节各方向的主动活动，应该循序渐进，逐渐增大活动范围。

第五章 内科病症

第一节 头 痛

头痛是临床常见症状之一，由多种原因引起，可单独出现，亦可兼见于各种急、慢性疾病中，其中外感头痛、内伤头痛及颈源性头痛、偏头痛等适宜推拿治疗，对于脑脓肿、脑血管疾病急性期、颅内占位性病变、脑挫裂伤、外伤性颅内血肿等颅内器质性疾病引起的头痛，不可用推拿治疗。因此，临床上要明确诊断，以防贻误病情，或造成意外。

【病因病机】

头痛之病因多端，但不外乎外感和内伤两大类。

（一）外感头痛

多由起居不慎，坐卧当风，其感受外邪，以风为主，多夹寒、热、湿邪。风为阳邪，"伤于风者，上先受之"，又风为"百病之长"、六淫之首，若夹寒者，寒为阴邪伤阳，清阳受阻，寒凝血滞，脉络不畅则失养，绌急而病；若夹热邪，风热上炎，犯于清窍，精血受伤，气血逆乱，经脉失荣而成；若夹湿邪，风伤于巅，湿困清阳，或中州失司，痰湿内生，清窍蔽蒙，脑髓、脉络失充而成。

（二）内伤头痛

内伤头痛多与肝、脾、肾三脏有关。因于肝者，一是肝阴不足，肝阳失敛而上亢；二是郁怒而肝失疏泄，郁而化火，日久肝阴被耗，肝阳失敛而上亢，清窍受伤，脉络失养导致头痛。因于脾者，多因饮食所伤，劳逸失度、脾失健运、痰湿内生，致使清阳不升、浊阴不降、清窍痹阻、痰瘀互结、脑失清阳、精血失充、脉络失养而头痛。因于肾者，多因禀赋不足、肾精亏虚，或劳欲伤肾、阴精耗损，或中焦呆滞、化源不足，或肝郁疏泄失司、横乘于中、化源不足，终致脑髓失养、脉络失荣而头痛。此外，外伤跌仆，或久病入络则络行不畅，血瘀气滞，脉络失养亦易致头痛。

【诊断】

（一）外感头痛

有明显感受外邪史，起病较急，或头痛连及项背，或胀痛欲裂，或头痛如裹。伴有发热、恶寒或恶风、身困乏力、鼻塞、流涕、咽痛、咳嗽等感冒症状。可由风寒、风热、风湿等因素引起。

（二）内伤头痛

可因肝阳上亢、痰浊上扰、瘀血内阻、血虚不荣、肾虚失充等因素引起。其症状除头痛外，同时有肝阳上亢、痰浊、瘀血、血虚、肾虚等证候的临床表现。

（三）偏头痛

一侧或双侧头痛，反复发作，女性多于男性，发作前多有先兆，常因紧张、忧郁等诱发。

（四）颈源性头痛

颈源性头痛是颈椎病引起的症状，患者有长时间低头伏案工作或落枕史，起病或急或缓，头痛连及颈项，伴有颈椎活动不利，或头晕、恶心、目胀、畏光等症，在患侧风池穴周围及上位颈椎关节突关节附近常触及明显的压痛和结节状物。

【推拿治疗】

（一）治法

疏通经络，行气活血，镇静止痛。风寒头痛者，治以祛风散寒；风热头痛者，治以疏风清热；风湿头痛者，治以祛风除湿；肝阳头痛者，治以平肝潜阳；血虚头痛者，治以养血调血；痰浊头痛者，治以化痰降逆；肾虚头痛者，治以养阴补肾；瘀血头痛者，治以活血化瘀。

（二）基础治疗

1. 头面部操作

取穴及部位：印堂、神庭、鱼腰、攒竹、头维、太阳、百会、四神聪，头面部六阳经及督脉循行部位。

手法：一指禅推法、分推法、按揉法、拿法、抹法、叩击法、扫散法等。

操作：患者坐位或仰卧位。指按、指揉印堂、攒竹、鱼腰、神庭、太阳、百会、四神聪等穴，每穴约 1 分钟；抹前额 3~5 遍；从前额发际处至风池穴处行五指拿法，反复 3~5 遍；行双手扫散法，约 1 分钟；指尖击前额至头顶，反复 3~6 遍。

2. 颈肩部操作

取穴及部位：风池、风府、肩井、大椎，颈肩部太阳经、少阳经及督脉循行部位。

手法：一指禅推法、揉法、推法、拨法、拿法、擦法。

操作：患者取坐位或俯卧位。以一指禅推法沿项部膀胱经、督脉上下往返操作，揉、拨、推上述穴位，3~5 分钟；拿风池、肩井及项部两侧肌群，各半分钟；在项、肩、上背部施擦法，约 2 分钟。

（三）辨证加减

1. 颈源性头痛

在颈项、肩及上背部的阿是穴处施以指揉、指拨、指推法，用力由轻到重，以患侧为主，3~5 分钟。必要时采用颈椎整复手法。

2. 偏头痛

在太阳、头维、角孙、率谷等穴行一指禅推法，用较重力量按揉风池穴 3~5 分钟。

3. 风寒头痛

在项背部施以擦法，约 3 分钟；指按揉风门、肺俞等穴，每穴约 2 分钟；直擦背部两侧膀胱经，以透热为度。

4. 风热头痛

指按揉大椎、肺俞、风门等穴，每穴约 1 分钟；拿曲池、合谷等穴，每穴约 1 分钟；拍击背部两侧膀胱经，以皮肤微红为度。

5. 风湿头痛

指按揉大椎、合谷等穴，每穴约 1 分钟；提捏印堂及项部皮肤，以皮肤透红为度。

6. 肝阳头痛

指揉肝俞、阳陵泉、太冲、行间等穴，每穴约 1 分钟；推桥弓 30 次左右，两侧交替进行；行扫散法每侧 20 次。

7. 血虚头痛

指揉中脘、气海、关元、足三里、三阴交、膈俞等穴，每穴约 1 分钟；掌摩腹部 5 分钟左右；直擦背部督脉，以透热为度。

8. 痰浊头痛

用一指禅推法推中脘、天枢等穴，每穴约 2 分钟；摩腹部 5 分钟左右；指揉脾俞、胃俞、大肠俞、足三里、丰隆等穴，每穴约 1 分钟。

8. 肾虚头痛

指按揉肾俞、命门、腰阳关、气海、关元、太溪等穴，每穴 1~2 分钟；直擦背部督脉、横擦腰骶部，以透热为度。

10. 瘀血头痛

分抹前额 1~2 分钟；指揉攒竹、太阳等穴，每穴 1~2 分钟；指揉合谷、血海、太冲等穴，每穴约 1 分钟；擦前额，以透热为度。

【预防与调摄】

嘱患者参加适当的体育锻炼，增强体质；注意平时保暖，保持心情舒畅，避免不良情绪刺激；饮食宜清淡，少食肥甘辛辣之品，戒烟酒；对头痛剧烈，或进行性加剧，同时伴有恶心、呕吐者，应考虑其他病变，需进一步检查。

第二节　失　眠

失眠又称不寐，是一种以经常不能获得正常睡眠为特征的常见病症，轻者难以入寐，或时寐时醒，或睡中易醒，醒后不能再寐；重者彻夜不能入寐。本病可单独出现，亦可与头痛、健忘、眩晕、心悸等症同时出现。本病多见于现代医学的神经衰弱、更年期综合征等病症。

【病因病机】

失眠病位在心，由于心神失养或心神不安所致，其发病与肝郁、脾肾虚弱、胃失和降密切相关。其病机或由思虑劳倦过度，伤及心脾，心伤则阴血暗耗，脾伤则营血化源不足，血虚不能养心，导致心脾两虚，以致心神不安而不寐；或由禀赋不足，或病后体虚，或房劳过度，肾阴亏损，不能上济于心，心肾不交，水不制火，心火独亢，神志不宁，阴虚火旺而不寐；或由饮食不节，脾胃受伤，宿食停滞，运化失职，痰热内生，壅遏于中，扰乱心神，以致不寐；或由情志所伤，肝失条达，气郁不舒，郁而化火，火炎于上，扰动心神，心神不宁以致不寐。

【诊断】

（一）心脾两虚

多梦易醒，面色不华，头晕目眩，心悸健忘，神疲肢倦，饮食无味，舌质淡，苔薄，脉细弱。

（二）阴虚火旺

心烦不寐，头晕耳鸣，心悸健忘，颧红潮热，口干少津，手足心热，腰膝酸软，舌质红，少苔，脉细数。

（三）痰热内扰

不寐多梦、头重心烦、头晕目眩、口苦痰多、胸闷脘痞、不思饮食，舌质红、苔黄腻，脉滑或滑数。

（四）肝郁化火

心烦不能入寐、急躁易怒、头痛面红、目赤口苦、胸闷胁痛、不思饮食、口渴喜饮、便秘尿黄，舌质红、苔黄，脉弦数。

【推拿治疗】

（一）治法

宁心安神、平衡阴阳。心脾两虚者，治以补益心脾；阴虚火旺者，治以滋阴降火；肝郁化火者，治以疏肝泻火；痰热内扰者，治以化痰清热。

（二）基本治法

1. 头面及颈肩部操作

取穴及部位：印堂、神庭、太阳、睛明、攒竹、鱼腰、角孙、百会、风池、安眠等穴；前额、头顶等部位。

手法：一指禅推法、抹法、按揉法、扫散法、拿法等。

操作：患者坐位或仰卧位。一指禅推、抹印堂-神庭线及两侧印堂-眉弓-太阳线；指按、指揉印堂、神庭、攒竹、睛明、鱼腰、太阳、角孙、百会等穴，每穴约1分钟；抹前额3~5遍；拿五经、拿风池、拿肩井，2~3分钟；行双手扫散法，约1分钟；指尖击前额至头顶，反复3~6遍。

2. 腹部操作

取穴：中脘、气海、关元等穴。

手法：摩法、按揉法。

操作：患者仰卧位。医者用掌摩法先顺时针方向摩腹，再逆时针方向摩腹，时间约3分钟。指按揉中脘、气海、关元等穴，每穴1~2分钟。

3. 腰背部操作

取穴及部位：心俞、肝俞、脾俞、胃俞、肾俞、命门等穴，背部督脉、华佗夹脊等部位。

手法：滚法、捏法、掌推法。

操作：患者俯卧位。医者用滚法在患者背部、腰部施术，重点在心俞、肝俞、脾俞、胃俞、肾俞、命门等穴，时间约5分钟；捏脊3~4遍；掌推背部督脉3~4遍。

（三）辨证加减

1. 心脾两虚

指按揉神门、天枢、足三里、三阴交等穴，每穴 1～2 分钟；擦背部督脉，以透热为度。

2. 阴虚火旺

推桥弓，左右各 20 次；擦两涌泉穴，以透热为度。

3. 肝郁化火

指按揉肝俞、胆俞、期门、章门、太冲等穴，每穴 1～2 分钟；搓两胁约 1 分钟。

4. 痰热内扰

指按揉神门、内关、丰隆、足三里等穴，每穴 1～2 分钟；横擦脾俞、胃俞、八髎等穴，以透热为度。

【预防与调摄】

嘱患者睡前不要抽烟、饮酒、喝茶和咖啡，避免看刺激性的书和影视节目，每日用温水洗脚；适当参加体力劳动和体育锻炼，以增强体质；注意劳逸结合，节制房室生活；平时生活起居要有规律，早睡早起；嘱患者解除思想顾虑，消除烦恼，避免情绪波动，心情要开朗、乐观。

参考文献

［1］　王之虹．推拿手法学［M］．北京：人民卫生出版社，2012．

［2］　罗才贵．推拿治疗学［M］．北京：人民卫生出版社，2012．

［3］　吕明．推拿功法学［M］．北京：人民卫生出版社，2012．

［4］　房敏．推拿学［M］．北京：人民卫生出版社，2012．

［5］　范炳华．推拿学［M］．北京：中国中医药出版社，2008．

［6］　郭海英，章文春．中医养生康复学［M］．北京：人民卫生出版社，2012．

［7］　曹仁发．中医推拿学［M］．北京：人民卫生出版社，2006．